HEFTE ZUR UNFALLHEILKUNDE

BEIHEFTE ZUR MONATSSCHRIFT FÜR UNFALLHEILKUNDE
VERSICHERUNGS-, VERSORGUNGS- UND VERKEHRSMEDIZIN

HERAUSGEGEBEN VON PROFESSOR DR. H. BÜRKLE DE LA CAMP

HEFT 83

DERZEITIGE GRENZEN BEI DER PLANMÄSSIGEN VERSORGUNG SCHWERER HANDVERLETZUNGEN

VON

DOZENT DR. G. ZRUBECKY

OSTSTADTKLINIK MANNHEIM

MIT 15 ABBILDUNGEN

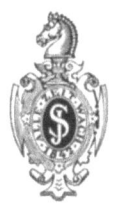

1965

SPRINGER-VERLAG / BERLIN · HEIDELBERG · NEW YORK

HEFTE ZUR UNFALLHEILKUNDE
Herausgegeben von Professor Dr. H. BÜRKLE DE LA CAMP
7801 Dottingen über Freiburg/Br.

Alle Rechte, einschließlich das der Übersetzung in fremde Sprachen, vorbehalten. Ohne ausdrückliche Genehmigung des Verlages ist es auch nicht gestattet, dieses Buch oder Teile daraus auf photomechanischem Wege (Photokopie, Mikrokopie) oder auf andere Art zu vervielfältigen
© by Springer-Verlag, Berlin · Heidelberg · New York 1965
Library of Congress Catalog Card Number: 65—226 28

ISBN-13: 978-3-540-03320-2   e-ISBN- 978-3-642-94927-2

DOI: 10.1007/ 978-3-642-94927-2

Die Wiedergabe von Gebrauchsnamen, Handelsnamen, Warenbezeichnungen usw. in diesem Buch berechtigt auch ohne besondere Kennzeichnung nicht zu der Annahme, daß solche Namen im Sinne der Warenzeichen- und Markenschutz-Gesetzgebung als frei zu betrachten wären und daher von jedermann benutzt werden dürften

Titel-Nr.: 5966

HERRN
PROFESSOR DR. H. BÜRKLE DE LA CAMP
ZUM 70. GEBURTSTAG
IN VEREHRUNG UND DANKBARKEIT
GEWIDMET

Inhaltsverzeichnis

	Seite
Einführung	1
1. Haut	3
2. Nerven	6
a) Stellungnahme zu den motorischen und sensiblen Ersatzoperationen nach erfolgloser primärer Nervennaht	8
3. Sehnen	12
a) Strecksehnen	12
b) Beugesehnen	12
4. Knochen	18
5. Gelenke	19
a) Operative Behandlung von versteiften Mittelgelenken	20
b) Plastischer Ersatz von versteiften Mittelgelenken der Finger	21
c) Bandverletzungen	23
6. Amputation und primärer Fingerersatz	24
7. Erhaltung eines nicht mehr durchbluteten bzw. Wiedereinpflanzung eines vollständig abgetrennten Fingers	26
8. Primäre Wiederherstellung bei Greifstörungen an schwerverletzten Händen	31
9. Zusammenfassung	34
Literatur	35

Einführung

1956 habe ich in der Zeitschrift „Der Chirurg" über die planmäßige Versorgung schwerer Handverletzungen berichtet. Da in der Zwischenzeit eine Reihe neuer Gesichtspunkte zur Diskussion gestellt wurden, möchte ich in dieser Arbeit versuchen, die *derzeitigen Grenzen bei der planmäßigen Versorgung schwerer Handverletzungen* aufzuzeigen. Welche neuen Gesichtspunkte sind bei der Versorgung von frischen Handverletzungen in den letzten Jahren tatsächlich hinzugekommen?

Noch vor drei bis vier Jahren haben wir, der Forderung FRIEDRICHs folgend, die chirurgische Erstversorgung grundsätzlich innerhalb der Sechs- bis Achtstunden-Grenze angestrebt mit dem Ziel, durch einen spannungslosen Verschluß der Unfallwunde eine komplikationslose Wundheilung zu erreichen. Primär, d. h. bei der chirurgischen Erstversorgung, wurden nur unstabile Knochenbrüche fixiert und bei glatten Wundverhältnissen durchtrennte Nerven durch Naht vereinigt. Alle übrigen Eingriffe an verletzten Sehnen, Gelenken und die Wiederherstellung zerstörter Greifformen wurden bei der Erstversorgung schon geplant — *planmäßige Versorgung* —, aber erst sekundär, d. h. nach glatter Wundheilung, bei guten Haut- und Narbenverhältnissen und entsprechender artikulärer und muskulärer Vorbereitung (passive freie Beweglichkeit der Gelenke usw.) durchgeführt. Es war ein ungeschriebenes Gesetz (BUNNELL, MOBERG u. a.), bei Durchtrennung beider Beugesehnen im Niemandsland die freie Sehnenplastik sekundär durchzuführen. Diese Auffassung hat sicher dazu beigetragen, die Ergebnisse in der Handchirurgie zu verbessern.

Die Vorteile dieses planmäßigen, d. h. *zweizeitigen* Vorgehens waren:

a) Der primär operative Eingriff konnte klein gehalten und damit in der Regel eine komplikationslose Wundheilung erreicht werden.

b) Durch gezielte konservative Maßnahmen (Quengelverbände, schienentechnische Versorgung, aktive Bewegungsübungen usw.) wurden die notwendigen Voraussetzungen für die endgültige Wiederherstellung der verletzten Handabschnitte geschaffen.

c) Der in der Handchirurgie wenig geübte Chirurg hatte bei diesem *zweizeitigen* Vorgehen die Möglichkeit, die sekundäre Wiederherstellung einem in der Handchirurgie erfahrenen Kollegen zu übertragen.

Einschränkend zu diesem bisher üblichen Vorgehen muß gesagt werden:

a) Das Schicksal eines Schwerhandverletzten ist entscheidend von dieser ersten chirurgischen Versorgung abhängig. Nur derjenige Arzt wird *alle* Möglichkeiten bei der primären Versorgung einer schweren

Handverletzung ausnützen und erschöpfen können, dem auch alle sekundär operativ-technischen Möglichkeiten — und damit das zu erwartende funktionelle Endergebnis — bekannt sind. Schon bei der Erstversorgung muß dem Chirurgen das endgültige, aus der verletzten Hand überhaupt noch erreichbare funktionelle Bewegungsbild klar sein, und von dieser Vorstellung ausgehend wird die Art der ersten chirurgischen Versorgung einer solchen Handverletzung entscheidend abhängig gemacht werden müssen.

b) ISELIN, WARNER, TITZE, SCHARIZER u. a. haben gezeigt und bewiesen, daß im Rahmen der sogenannten *„aufgeschobenen Erstversorgung"* schwere Handverletzungen auch nach der Friedrichschen Sechs- bis Achtstunden-Grenze versorgt werden können, ohne das Risiko der Wundstörung meßbar zu vergrößern.

In der Oststadtklinik Mannheim haben wir in 104 Fällen mit dieser Methode gute Erfahrungen gemacht. SCHARIZER hat über diese unsere Erfahrungen berichtet. Im Gegensatz zur Iselinschen Konzeption versorgen wir schwere Handverletzungen dann, wenn die *optimalen Voraussetzungen* gegeben sind, *aber so früh wie möglich*. Bei unseren 104 Fällen haben wir die chirurgische Erstversorgung durchschnittlich 18 Stunden nach dem Unfall durchgeführt und nicht wie ISELIN einige Tage mit der Versorgung gewartet.

c) Während bei der bisher üblichen Methode der chirurgischen Erstversorgung in vielen Fällen keine sicheren Aussagen über die Lebensfähigkeit schwergeschädigter Handabschnitte gemacht und somit Nekrosen mit nachfolgender Sekundärheilung nicht vermieden werden konnten, sind wir heute durch die Vitalfärbung nach M. N. TEMPEST in jedem Fall in der Lage, nicht durchblutetes von lebendem Gewebe sowohl an der Oberfläche als auch in der Tiefe sicher abzugrenzen und die daraus folgenden chirurgischen Maßnahmen *sofort* vorzunehmen, ohne erst die Demarkation und Nekrose abwarten zu müssen. Werden frische schwere Handverletzungen im Rahmen der aufgeschobenen Erstversorgung — in Kombination mit der *Disulphin-Blau-Färbung* — operiert, so können alle notwendigen Eingriffe, die zur Wiederherstellung einer möglichst optimalen Greifform notwendig sind, in *einer* operativen Sitzung durchgeführt werden.

Die Vorteile dieses *einzeitigen* Vorgehens liegen auf der Hand:

a) Das operativ-technische Vorgehen ist bei frischen Handverletzungen wesentlich einfacher und zeitsparender als bei sekundären Eingriffen, wo Narbenzüge und Verwachsungen die anatomische Darstellung tieferer Gebilde den Eingriff erschweren.

b) Die Erfolgsaussichten bei sekundär-plastischen Eingriffen, d. h. bei dem bisher üblichen zweizeitigen Vorgehen, werden in vielen Fällen durch Schrumpfung der Muskeln, teilversteifte Gelenke, minderwertige Haut- und Narbenverhältnisse nicht unerheblich herabgesetzt.

c) Durch eine zweite breite operative Eröffnung einer schon primär schwer geschädigten Hand wird die Durchblutung, wenigstens vorübergehend, zusätzlich vermindert und damit die Prognose von plastischen Eingriffen an Gelenken und Sehnen herabgesetzt.

d) Bei planmäßigem *einzeitigen* Vorgehen wird dem Verletzten nicht nur eine zweite Operation erspart, sondern auch die Dauer des Krankenstandes wesentlich abgekürzt.

e) Während ein Schwerhandverletzter bei der chirurgischen Erstversorgung mit allen Eingriffen einverstanden ist, die zur möglichen Wiederherstellung einer Greiffunktion erforderlich sind, ist es in vielen Fällen später nur sehr schwer oder nicht möglich, die Verletzten von der Notwendigkeit einer weiteren wiederherstellenden Operation zu überzeugen.

Fassen wir zusammen: Die zweizeitige Versorgung schwerer Handverletzungen entspricht nicht mehr den letzten Erkenntnissen in der Handchirurgie. Auch schwerste Handverletzungen sollten *einzeitig* — die Friedrichsche Sechs- bis Achtstunden-Grenze kann aus organisatorischen Gründen (Transport usw.), ohne die Prognose der Wundheilung herabzusetzen, überschritten werden — versorgt und alle zur möglichen Wiederherstellung erforderlichen Eingriffe primär, d. h. schon bei der ersten chirurgischen Versorgung, durchgeführt werden.

In der Oststadtklinik Mannheim haben wir in den Jahren 1961 und 1962 5257 Handverletzungen und von diesen 104 der schwersten multiplen Verletzungen *einzeitig* — durchschnittlich 18 Std. nach dem Unfall — operiert. Im gleichen Zeitraum haben wir 704 sekundärplastische Operationen an der Hand durchgeführt.

Im folgenden werde ich versuchen, die derzeitigen Möglichkeiten bei der einzeitigen chirurgischen Versorgung schwerer Handverletzungen aufzuzeigen.

1. Haut

Der entscheidende Punkt bei der Versorgung frischer Unfallwunden ist und bleibt der *spannungslose* Verschluß der Wunde, da nur durch diesen eine komplikationslose Heilung gesichert werden kann. Es ist selbstverständlich, daß auch bei der einzeitigen Versorgung die komplikationslose Wundheilung das Kernproblem ist und im Vordergrund unserer Überlegungen stehen muß.

Die *Deckung auch großer Hautdefekte* mit mechanisch widerstandsfähiger, druck- und stoßunempfindlicher Haut im Bereich der Hand und Finger durch die verschiedenen Methoden freier oder gestielter Hautplastiken ist technisch einwandfrei gelöst (Abb. 1 a—e). Bei einer vollständigen Skeletierung aller Finger und der Mittelhand haben wir durch die Kombination dreier gleichzeitig durchgeführter gestielter Lappenplastiken Teile des Daumens, des Zeige- und Kleinfingers erhalten und dem Verletzten so eine funktionell ausreichende und praktisch brauchbare Greifform wiederherstellen können.

Nicht befriedigend gelöst war bisher das Problem des plastisch-*sensiblen* Ersatzes traumatischer Fingerkuppendefekte. Durch die bislang üblichen Methoden (freie Verpflanzung einer Zehenkuppe, gestielte Lappenplastik aus der Hohlhand, Klappsche Visierlappenplastik, gestielte Lappenplastik vom Nachbarfinger oder die Deckung des Kuppen-

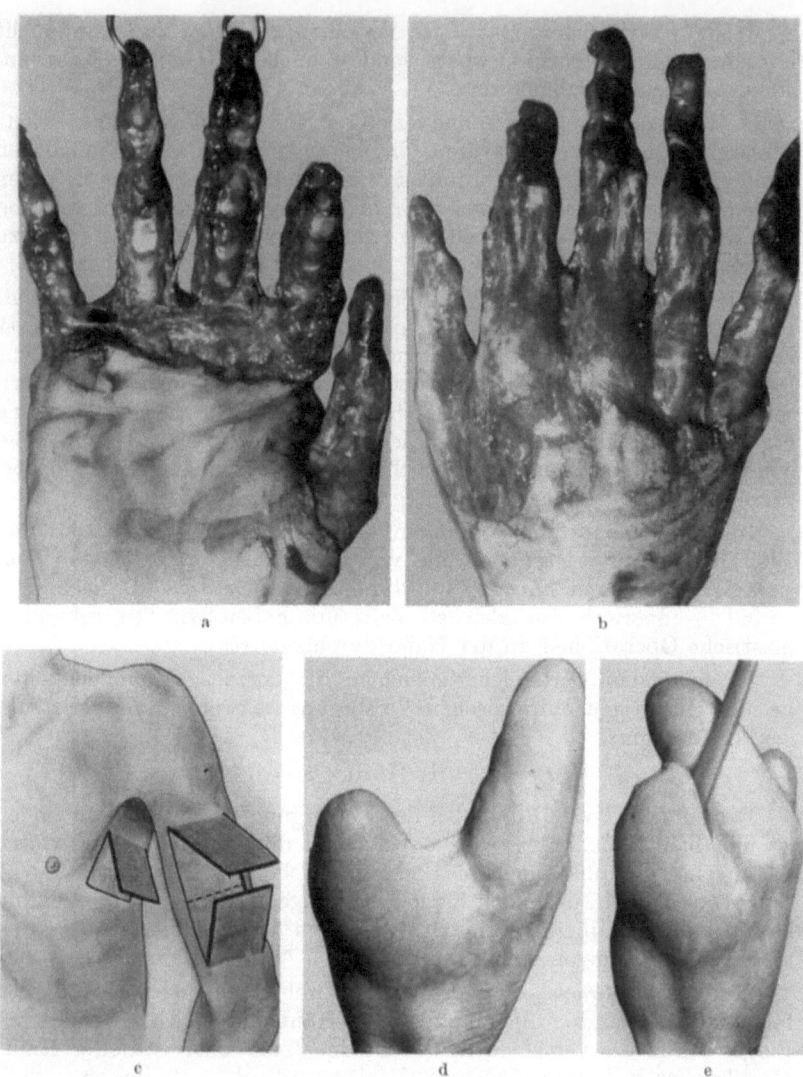

Abb. 1. a und b Vollständige Skeletierung aller Finger und der Mittelhand. Knochen, Sehnen und Gelenke sind erhalten. Um die sichere Amputation zu verhindern, haben wir gleichzeitig den Daumen, Zeige- und Kleinfinger mit drei gestielten Hautlappen umkleidet. Nach der Wundausschneidung wurden Mittel- und Ringfinger in Höhe des Grundgelenkes amputiert. — c Die schematische Zeichnung zeigt die Art der Bildung der gestielten Lappen von der Brust und vom Oberarm. — d und e Durch die drei gestielten Hautplastiken konnten Teile des 1., 2. und 5. Fingers erhalten werden. Eine sekundäre Spitzgriffbildung zwischen der Kuppe des Daumens und Zeigefingers ist möglich

defektes nach der Methode von TRANQUILLILEALI und viele andere Methoden) konnte eine gut weichteilgepolsterte Fingerkuppe wiederhergestellt werden, während die gleichzeitige Wiederherstellung einer ausreichenden Sensibilität — des Fingerspitzengefühles — durch die

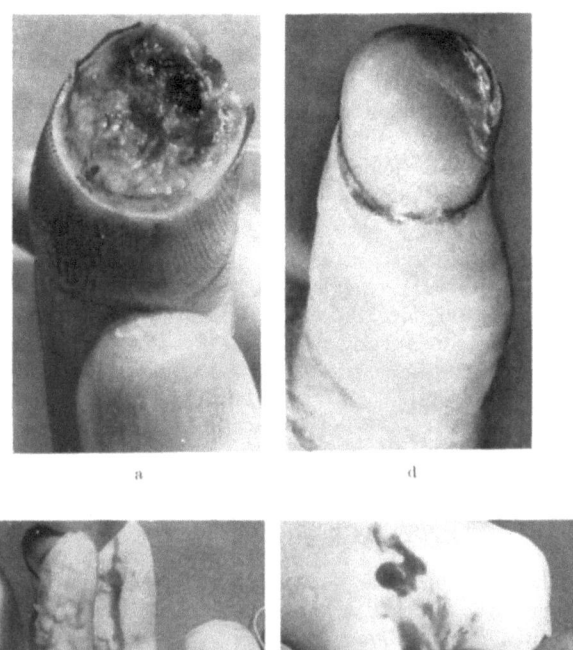
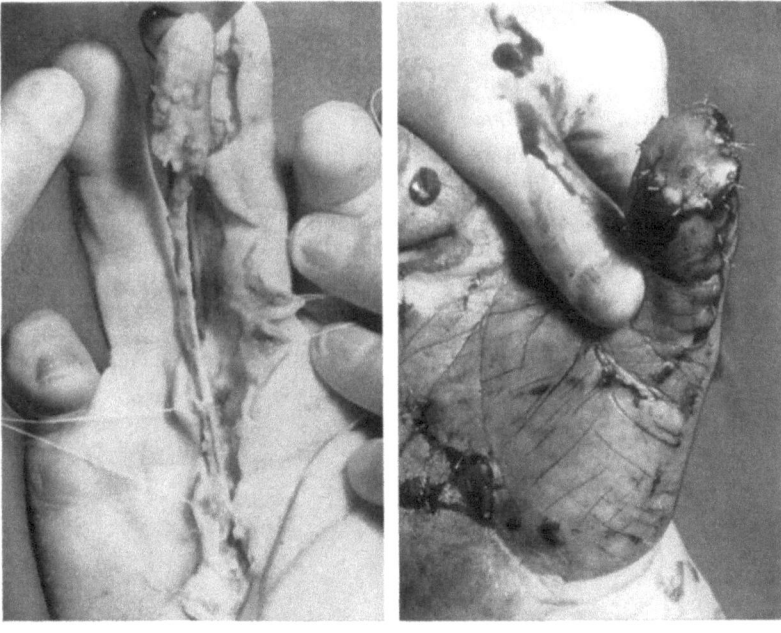

Abb. 2. a Traumatischer Kuppendefekt am Daumen. Der Knochen liegt frei in der Wunde. — b und c Bildung eines neurovasculären Lappens vom ellenseitigen Kuppenanteil des Mittelfingers. Z-förmiger Hautschnitt in der Hohlhand und streck-ellenseitiger Schnitt am Mittelfinger. Das beugeellenseitige Gefäßnervenbündel des 3. Fingers wird dargestellt und der ellenseitige Kuppenanteil des Fingers umschnitten. Dieser neurovasculär gestielte Kuppenanteil des Mittelfingers wird subcutan zum Daumen geführt und damit der Kuppendefekt an diesem Finger primär plastisch-sensibel gedeckt. Nach Lösen der Oberarmblutleere ist der auf die Kuppe des 1. Fingers verpflanzte Lappen gut durchblutet. — d Zustand des neurovasculären Lappens am Daumen nach sechs Monaten. Dieser ist gut durchblutet, ausreichend weichteilgepolstert und zeigt — das ist der entscheidende Punkt — normale taktile Gnose

genannten plastischen Operationsmethoden *nicht* möglich war. Durch die Verpflanzung eines *neurovasculären Lappens* von einem Finger mit geringer sensibler Wertigkeit (Mittel- und Ringfinger) zur primär plastischen Deckung tiefgreifender traumatischer Kuppendefekte des Daumens und Zeigefingers (funktionell entscheidende Zone der Hand) konnte auch dieses entscheidende Problem im Rahmen der chirurgischen Erstversorgung befriedigend gelöst werden (Abb. 2a—d).

2. Nerven

Für die Funktion der Hand ist die Beweglichkeit und das Hautgefühl von gleicher Bedeutung. Während das Problem der Haut, sowohl des mechanischen Hautersatzes als auch des plastisch-sensiblen Ersatzes amputierter Fingerkuppen, in der Handchirurgie befriedigend gelöst werden konnte, steht die Wiederherstellung durchtrennter Nerven im Mittelpunkt der noch ungelösten Probleme. Durchtrennte Nerven werden primär durch Naht vereinigt. Durch die primäre oder auch sekundäre Nervennaht konnten wir nur in rund ein Drittel der Fälle ein funktionell wirklich befriedigendes Ergebnis erzielen.

Nach dem Vorschlag von BASSETT, CAMPBELL und HUSBY umhüllen wir seit über zwei Jahren primäre und sekundäre Nervennähte bzw. -plastiken mit dem *Mikrofilter Millipore*.

J. BÖHLER hat beim Chirurgen-Kongreß 1962 erste Ergebnisse der Millipore-Umscheidung von Nervennähten und -transplantaten mitgeteilt. F. SCHAAF hat auf dem gleichen Kongreß über unsere Erfahrungen mit dieser Methode bei 27 Nervennähten bzw. -plastiken berichtet. 1963 berichtet J. BÖHLER in München über die Ergebnisse bei 45 Nervenverletzungen, die mit dem Mikrofilter Millipore umscheidet wurden. Die Erfolgsaussichten der Nervennaht bzw. Autotransplantate gibt J. BÖHLER in seiner Arbeit mit über 90%, die der homoioplastischen Nerventransplantationen mit 75% an (29 Nervennähte, 3 Autotrans-

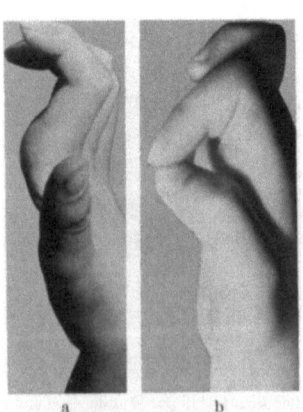
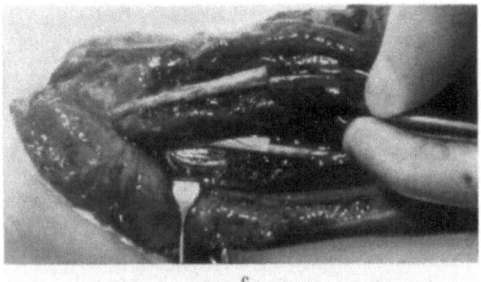

Abb. 3. a und b Im Juni 1961 Schnittverletzung am rechten Unterarm mit vollständiger Durchtrennung des Mittel- und Ellennervs. 17. 11. 61: Vollständiger sensibler und motorischer Ausfall des Mittel- und Ellennervs. Die Grundglieder der Langfinger sind überstreckt, und die Mittelgelenke zeigen eine rechtwinklige Streckhemmung. Der Spitzgriff ist krallenartig und gefühllos. Die Hand wird praktisch nicht eingesetzt. — c Operation am 20. 11. 61: Der Mittel- und Ellennerv sind vollständig durchtrennt. Die Neurome werden reseziert und beide Nerven im Unterarmbereich durch Naht vereinigt. Die Nahtstellen sind mit dem Mikrofilter Millipore umscheidet. Komplikationslose Wundheilung

plantate, 13 Homoiotransplantate). Als wesentliche Neuerung fordert er die Entfernung der Millipore-Umscheidung gleichzeitig mit der Abnahme des ruhigstellenden Verbandes, um sekundäre Narbenbildungen zu verhindern und das gute Anfangsergebnis der Millipore-Umscheidung nicht zu gefährden.

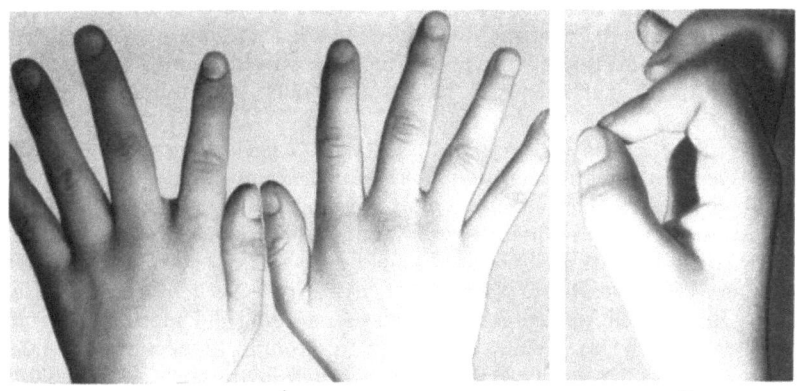

Abb. 3. d und e Zustand der Hand 16 Monate nach der Operation. Die Atrophie der kleinen Handmuskeln ist verschwunden. Das Hautgefühl an der Greiffläche aller Finger entspricht der Norm. Der Spitzgriff ist kraftvoll. In diesem Fall ist durch die Nervennaht — mit dem Mikrofilter Millipore umhüllt — bei einem siebenjährigen Knaben eine vollständige Wiederherstellung gelungen

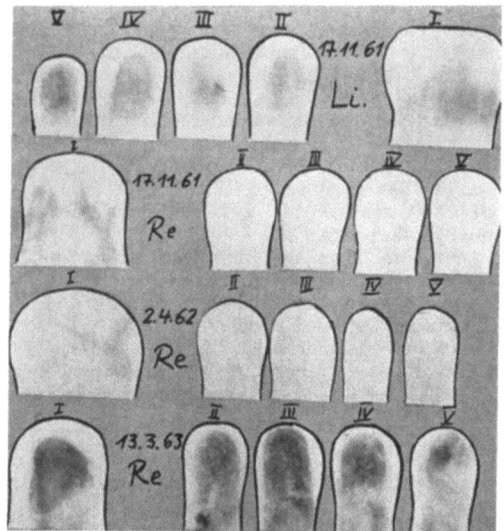

Abb. 3 f. Vor und laufend nach der Operation durchgeführte Ninhydrin-Teste objektivieren die vollständige Wiederkehr der Sensibilität

Die *obere Reihe* zeigt den Fingerabdrucktest der unverletzten gesunden Hand
In der *2. Reihe* ist der Abdrucktest vor der Operation dargestellt. Nur die vom Speichennerv versorgten Randabschnitte des Daumens lassen Schweißdrüsenausführungsgänge erkennen. Die Greiffläche des 1. Fingers und die Kuppen der Langfinger zeigen keine Schweißdrüsenausführungsgänge.
3. Reihe: 5 Monate nach der Operation. An den Fingerkuppen sind schon vereinzelte Schweißdrüsenausführungsgänge zu erkennen, deren Zahl und Dichte ist jedoch noch herabgesetzt
4. Reihe: 16 Monate nach der Operation. Mit Ausnahme des Kleinfingers entspricht der Abdrucktest der Norm. Klinisch zeigen die Fingerkuppen normale tactile Gnose

Wir haben bisher 61 Nervennähte bzw. -plastiken mit Millipore umscheidet mit der vorläufigen Erkenntnis, daß durch das genannte Umscheidungsverfahren eine mechanische Steuerung der auswachsenden Neurofibrillen erzielt und die Entstehung von Neuromen an der Nahtstelle vermieden werden kann. Bei unserem Material konnten wir eine sekundäre Verschlechterung der guten Anfangsergebnisse — durch eine Irritation des Millipore-Tubulus — nicht beobachten, obwohl wir diese Kunststoffilter frühestens ein halbes Jahr nach der Implantation entfernen.

Da der *Kunststoff Millipore in jedem Fall gewebsfreundlich einheilte*, die Wiederherstellungszeit bei Nervennähten auffällig reduziert war, glauben wir, die Umscheidung von Nervennähten und -plastiken mit Millipore allgemein empfehlen zu können (Abb. 3 a—f).

Da aber — trotz Millipore-Umscheidung — in vielen Fällen durch die primäre und sekundäre Nervennaht bzw. freie Nerventransplantation keine funktionell befriedigende Wiederherstellung der motorischen und sensiblen Funktion erzielt werden kann, kommt den entsprechenden Ersatzoperationen in der Handchirurgie auch heute noch entscheidende Bedeutung zu.

a) Stellungnahme zu den motorischen und sensiblen Ersatzoperationen nach erfolgloser primärer Nervennaht

Nach KUHLENDAHL stehen 126 Nervenverletzungen an der oberen Extremität nur 17 an den unteren Gliedmaßen gegenüber, von 325 von LARSEN und BOSCH chirurgisch behandelten Nervenverletzungen war fast die Hälfte (155) an Hand und Fingern lokalisiert. Übereinstimmend wird in der Literatur (FÖRSTER, GUTMANN, BUNNELL, MOBERG, SEDDON, KUHLENDAHL, J. BÖHLER (1963) u. a.) die primäre und die möglichst frühzeitige sekundäre Naht durchtrennter Nerven gefordert. Verschiedene Meinungen herrschen aber über den Zeitpunkt der Ersatzoperationen nach erfolglos durchgeführter Nervennaht. Die wesentliche Problemstellung muß lauten: Soll das Ergebnis der *sekundären* Nervennaht erst abgewartet oder soll gleichzeitig mit der *Sekundärnaht* des Nervs auch die entsprechende Ersatzoperation durchgeführt werden?

M. LANGE gibt bei Lähmungen mit überwiegender motorischer Komponente der Ersatzoperation den Vorzug, da den trophisch-sensiblen Ausfällen — z. B. bei der Radialislähmung — keine wesentliche Bedeutung zukommt, die Ergebnisse der motorischen Ersatzoperation aber sicherer sind als die der späten Nervennaht oder -plastik. Bei Nervenverletzungen mit überwiegender sensibler-trophischer Komponente empfiehlt M. LANGE auch die späte Operation am Nerven, um die Trophik zu bessern und unter Umständen eine Schutzsensibilität an der Hand zu erreichen.

Wir selbst führen bei der Verletzung motorischer Nerven an der Hand aus dem gleichen Grund die Nervennaht *gleichzeitig* mit der motorischen Ersatzoperation durch. Kehrt die Funktion nach der Nervennaht zurück, so wird der Gebrauchswert der Hand durch die durchgeführte Ersatzoperation nicht meßbar vermindert. War aber die Nervennaht erfolglos — SEDDON konnte bei 1441 Nervenverletzungen des letzten Krieges nur in 52% eine ausreichende Funktion, in keinem Fall aber eine restitutio ad integrum erreichen —, so haben wir nicht nur ein Jahr gewonnen, sondern auch dem Patienten eine zweite Operation erspart. Da außerdem die motorische Ersatzoperation als innere

Schiene die Schrumpfung der gelähmten Muskeln und die Überdehnung der Antagonisten verhindert, halten wir uns zu diesem Vorgehen berechtigt.

Zu den *motorischen Ersatzoperationen:* Bei einer Hand ohne Hautgefühl ist die Wiederherstellung der aktiven Beweglichkeit sinnlos. Bei einer Medianuslähmung z. B. wird durch die Wiederherstellung der aktiven Opposition des gefühllosen Daumens eine physiologisch entwickelte sekundäre Greifform (streckseitiger Zangengriff) zerstört, ohne daß die aktive Gegenüberstellung des gefühllosen Daumens praktischen Wert hätte.

1. Radialislähmung: Das Problem, die Hand- und Fingerstreckung bei einer Radialislähmung wiederherzustellen, ist durch die Perthes-

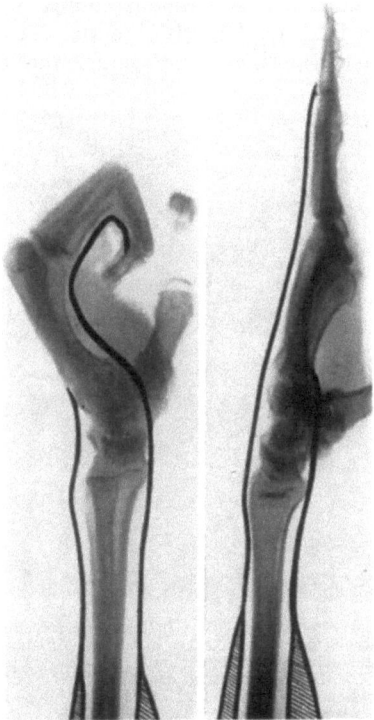

Abb. 4. Ein vollständiger Faustschluß setzt die Stabilisierung des Handgelenkes in Streckstellung — und damit einen funktionstüchtigen Handgelenksstrecker — voraus. Die vollständige Streckung der Langfinger ist andererseits von der Stabilisierung des Handgelenkes in leichter Beugestellung durch einen funktionstüchtigen Beuger abhängig

Plastik und die entsprechenden Modifikationen von HAAS, SUDECK, K. H. BAUER, MERLE D'AUBIGNE u. a., technisch und funktionell befriedigend gelöst. Einen wesentlichen muskelphysiologischen Beitrag zur Perthes-Plastik hat ZACHARY aufgezeigt (Abb. 4): Ein vollständiger Faustschluß setzt die Stabilisierung des Handgelenkes in Streckstellung — und damit einen funktionstüchtigen Handgelenksstrecker — voraus.

Die vollständige Streckung der Langfinger ist andererseits von der Stabilisierung des Handgelenkes in leichter Beugestellung durch einen funktionstüchtigen Beuger abhängig. Aus diesem Grund empfiehlt ZACHARY, bei der Perthes-Plastik einen Beuger zu erhalten, da dieser zur vollständigen Streckung der Finger notwendig ist.

K. H. BAUER hat durch seine Methode der Ein-Sehnen-Plastik dieses Problem bereits 1946 aufgezeigt und gelöst.

2. *Ulnarislähmung:* Die Schädigung des Ellennervs ist die häufigste aller Nervenverletzungen. Von den 126 Fällen KUHLENDAHLs war der Ellennerv in 55 Fällen betroffen. Der Ellennerv ist der motorische Nerv der Hand. Durch die Lähmung der kleinen Muskeln wird die Hand kraftlos und vor allem ungeschickt, und die gefühllosen Ring- und Kleinfinger zeigen die typische Krallenstellung. Diese Deformität beherrscht optisch das Bild der Ulnarislähmung. Da aber bei der Durchtrennung des Ellennervs in Höhe des Handgelenkes die Kraft des Faust-

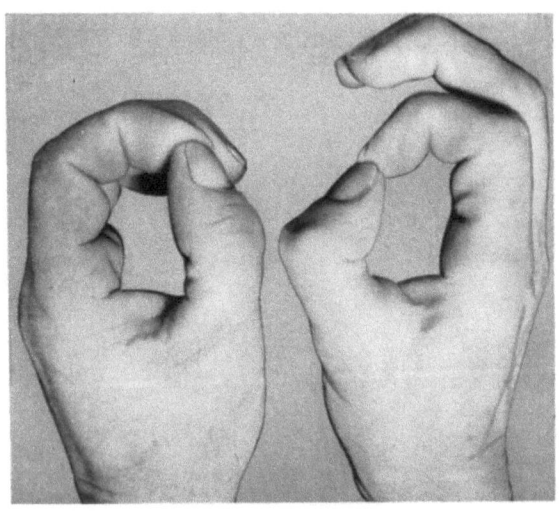

Abb. 5. An der rechten Hand: Greifform zwischen Daumen und Zeigefinger bei der Ulnarislähmung. Da die muskuläre Stabilisierung des Grundgelenkes durch den M. adductor pollicis und gleichzeitig die Abduktion des Zeigefingers durch die Lähmung des M. interosseus I fehlt, ist der Spitzgriff krallenartig, ungeschickt und kraftlos. Der Daumen zeigt das Fromentsche Zeichen. — Links die Spitzgriffbildung an einer unverletzten Hand. Daumen und Zeigefinger bilden bei dieser Greifform ein O

schlusses erhalten ist, wird der funktionelle Gebrauchswert der Hand entscheidend durch die Kraftlosigkeit und Ungeschicklichkeit des Spitzgriffes vermindert. Bei der *Spitzgriffbildung* wird der erste Mittelhandknochen durch den M. Adductor pollicis in Funktionsstellung stabilisiert. Zur vollständigen Spitzgriffbildung ist aber auch die radiale Abduktion und Drehung des Zeigefingers in Richtung des Daumens durch seinen kräftigen M. Interosseus erforderlich.

Da bei der Ulnarislähmung beide Muskeln gelähmt sind, ist die Greifform zwischen Daumen und Zeigefinger kraftlos und ungeschickt

(Abb. 5). Daher soll die Wiederherstellung dieser Greifform und nicht die Korrektur der Krallenstellung des 4. und 5. Fingers im Vordergrund des Behandlungsplanes stehen.

Um die physiologische Bewegungskette beim Greifakt wiederherzustellen, muß nicht die aktive Adduktion des Daumens durch die Tendon-T.- oder Tendon-Loop-Operation, sondern die Stabilität des Grundgelenkes bei der Spitzgriffbildung gesichert werden. Durch die Arthrodese wird dieses Gelenk in Gebrauchsstellung sicher stabilisiert. Dazu kann durch die Indicis-Proprius-Plastik der gelähmte M. Interosseus I ersetzt und damit die Funktion des Zeigefingers bei der Formung des Feingriffes technisch einfach wiederhergestellt werden. In gleicher operativer Sitzung kann durch die Verpflanzung der oberflächlichen Beugesehnen auf die sehnige Verlängerung der kleinen Handmuskeln die Krallenstellung des vierten und fünften Fingers korrigiert und das Spreizen und Schließen der Langfinger wiederhergestellt werden.

Erst in jüngster Zeit hat P. W. BRAND eine interessante motorische Ersatzoperation bei einer vollständigen Ulnarislähmung — wie eine solche häufig als Folge einer Lepra-Erkrankung beobachtet wird — publiziert. P. W. BRAND verwendet als Motor den Musc. extensor carpi radialis longus. Als freies Sehnentransplantat wird die Plantarissehne des Unterschenkels viergeteilt und mit den Interosseuszügeln in Höhe der Grundglieder des Ring- und Kleinfingers vernäht. Er anastomosiert dann das Transplantat mit dem genannten Handgelenksstrecker. Die Zugrichtung und der Kraftspender dieser Art der Sehnentransplantation erscheint physiologischer als der bisher übliche Ersatz der bei der Ulnarisdurchtrennung gelähmten kleinen Handmuskeln durch die oberflächlichen Beugesehnen der entsprechenden Finger.

In jedem Fall steht aber bei der Ulnarislähmung die Wiederherstellung des Spitzgriffes — und nicht die Korrektur der Krallenstellung des Ring- und Kleinfingers — im Vordergrund.

3. *Medianuslähmung*: Bei der Medianuslähmung aber beherrschen die sensiblen und trophischen Ausfälle an der Hand das klinisch-funktionelle Bild. Bei einer Durchtrennung des Mittelnervs bzw. seiner sensiblen Äste in der Hohlhand und an den Fingern führen wir die sensible Ersatzoperation, d. h. Verpflanzung eines neurovasculären Lappens nach LITTLER und MOBERG, nicht gleichzeitig mit der sekundären Naht des Nervs durch, sondern immer erst dann, wenn auch die zweite Operation am Nerv erfolglos war. Durch diese sensible Ersatzoperation ist es möglich, auch nach erfolgloser Naht des Nervs an der Kuppe des Daumens und Zeigefingers normales Fingerspitzengefühl wiederherzustellen.

Da bei der Radialis- und Ulnarislähmung die motorischen Ersatzoperationen mindestens gleiche Erfolgsaussichten haben wie die Nervennaht bzw. -plastik, führen wir die Ersatzoperationen in *gleicher Sitzung mit der sekundären Naht des Nervs* durch. Bei der Durchtrennung des Mittelnervs und seiner Äste im Bereich der Hand und Finger ist die sensible Ersatzoperation nur in besonders gelagerten Fällen — und ausschließlich nach erfolgloser Sekundärnaht des Nervs — angezeigt.

3. Sehnen
a) Strecksehnen

Strecksehnendurchtrennungen werden primär genäht. Nach unseren Erfahrungen ist es gleichgültig, ob durchtrennte Strecksehnen mit Draht oder Seide genäht werden, solange die mechanische Zugfestigkeit der Naht gewährleistet ist und die Ruhigstellung in Mittel- — und nicht in Streckstellung — der Gelenke erfolgt. BÜRKLE DE LA CAMP hat wiederholt darauf hingewiesen. Schwierigkeiten bereiten uns Durchtrennungen der Streckaponeurose in Höhe des Mittelgelenkes (Knopflochmechanismus). Trotz atraumatischer Operationstechnik gelingt es uns kaum, durch die fortlaufende Drahtnaht der hier quer durchtrennten Streckaponeurose befriedigende Ergebnisse zu erzielen.

In ausgewählten Fällen kann durch die Fowler-Plastik eine funktionell ausreichende Streckung der Mittelgelenke der Finger erzielt werden.

Unsere Versuche, die im Bereich der Mittelgelenke mit einer narbigen Verlängerung geheilten Strecksehnen durch eine Sehnenraffung im gesunden Anteil (Grundglied) nach PULVERTAFT auf die physiologische Länge zu verkürzen, waren erfolglos. Die schlechten Ergebnisse der Strecksehnenverletzungen im Bereich der Mittelgelenke der Langfinger haben folgende Ursache: Bei der Streckung der Gelenke eines Langfingers kommt es auf das millimetergenaue Zusammenspiel der „langen" Strecksehne und der sehnigen Verlängerung der kleinen Handmuskeln an. Die operative Wiederherstellung der anatomisch kompliziert aufgebauten Streckaponeurose in Höhe der Mittelgelenke ist praktisch unmöglich, da die feinen und zarten Verbindungen (spiral fibers) zwischen der langen Strecksehne und den in dieser Höhe zur Streckseite einstrahlenden sehnigen Anteilen der kleinen Handmuskeln schon aus operativ-technischen Gründen nicht rekonstruiert werden können. Durchtrennungen der Strecksehnen an den anderen Handabschnitten — gleichgültig mit welcher Technik die Naht erfolgt — haben erfahrungsgemäß eine gute Prognose.

b) Beugesehnen

Vorweg sei gesagt, daß nach unseren Erfahrungen das Problem der Beugesehnenverletzungen noch keineswegs gelöst ist, obwohl wir uns mit dieser Frage eingehend beschäftigt haben. Gerade am Problem der Beugesehnenverletzungen im Niemandsland wird die Fragestellung: „einzeitige oder zweizeitige chirurgische Versorgung von Handverletzungen" deutlich und findet auch in der Literatur ihren Niederschlag.

BUNNELL, MOBERG, J. BÖHLER u. a. empfehlen den *sekundärplastischen Sehnenersatz* und berichten über gute Ergebnisse.

Der Weg des sekundär-plastischen Sehnenersatzes ist technisch überzeugend — keine Nahtstelle in der kritischen Zone — aber biologisch und zeitlich gesehen nicht ganz berechtigt.

ISELIN, NIGST, BSTEH, VERDAN u. a. geben daher wieder der *primären Naht durchtrennter Beugesehnen im Niemandsland* den Vorzug.

Wir führen bei Durchtrennungen der Beugesehnen im Niemandsland keine primäre Sehnennaht durch, da unsere Ergebnisse — auch mit nachfolgender Sehnenlösung — nicht befriedigen konnten.

H. MITTELMEIER, der sich mit dem Problem der posttraumatischen Sehnenverwachsungen beschäftigt hat, ist auf Grund eigener Versuche und eines eingehenden kritischen Literaturstudiums der Meinung, daß sowohl im eigentlichen Unfalltrauma, als auch im sekundären Trauma der *Wiederherstellungsoperation* — neben dem von der Nahtstelle ausgehenden Wachstumsreiz — die Hauptursache für den Verlust des Sehnengleitvermögens zu suchen ist.

Amerikanische Autoren (ASHLEY, STONE, EDWARDS und SLOAN) haben, um Verwachsungen der Sehnen mit der Umgebung zu verhindern, aber doch eine ausreichende Ernährung des Sehnentransplantates zu gewährleisten, als letzte Entwicklung der Interpositionstechnik die verpflanzte Sehne bzw. die Sehnennahtstellen mit Millipore umhüllt.

A. D. POTENZA, der diese Angaben kritisch überprüfte, zeigt in der neuesten amerikanischen Literatur (September 1963) durch histologische Abbildungen auf, daß es nach der Millipore-Umscheidung zu einer erheblichen Verzahnung der Sehnen und Gleitgewebsoberflächen kommt und die Heilung durchtrennter Sehnen durch die Tubulisation mit einem Mikrofilter vorerst nicht gebessert und somit sekundäre Verwachsungen nicht verhindert werden können.

In der Oststadtklinik haben wir uns versuchsweise für einen Mittelweg der beiden aufgezeigten Richtungen entschieden und glauben, daß die *primäre Beugesehnenplastik* die Vorteile des sekundären plastischen Sehnenersatzes und der primären Naht vereinigt, ohne mit den bekannten Nachteilen der einen oder anderen Methode belastet zu sein.

J. LORTHIOIR hat 1957 zum erstenmal die primäre Beugesehnenplastik empfohlen. EVRARD und VAN DER ELST haben 1958 über das gleiche Thema berichtet. S. H. HARRISON veröffentlichte im gleichen Jahr die Ergebnisse von 15 primären Beugesehnenplastiken. Weitere Arbeiten zu diesem Thema stammen von VAN T. HOF. 1961 hat VERDAN zusammen mit MICHON in Paris in einem Hauptreferat der Französischen Gesellschaft für Orthopädie und Traumatologie richtungsgebend aufgezeigt, daß die primäre Beugesehnenplastik die beste Lösung für die Zukunft werden könnte, wenn diese Verletzungen primär von Chirurgen, die in der Handchirurgie besonders geschult sind, versorgt werden.

VERDAN faßt die Vorteile der *primären Plastik* zusammen: Keine Narben, keine Ödeme, normale Durchgängigkeit der Sehnenscheiden, normale Beugefähigkeit der Gelenke, normaler Spannungszustand der Muskulatur, keine Kontraktur, die Sehnenlänge kann genau gemessen werden, bessere biologische Bedingungen für die Einheilung der transplantierten Sehne, Verkürzung der Dauer der Arbeitsunfähigkeit.

MOBERG lehnt 1956 noch die primäre freie Sehnentransplantation in der Handchirurgie ab, da seiner Meinung nach nur wenige Chirurgen eine solche Übung in der Technik der freien Sehnentransplantation haben, daß ihre primäre Anwendung Aussicht auf Erfolg hätte.

Im Frühjahr 1963 habe ich MOBERG, ISELIN und VERDAN gebeten, mir ihre Erfahrungen mit der primären Beugesehnenplastik mitzuteilen. MOBERG gibt auch heute noch der sekundären freien Plastik und ISELIN der primären Naht durchtrennter Beugesehnen im Niemandsland den Vorzug. Die Ansichten des Schweizer Handchirurgen VERDAN habe ich bereits ausführlich zitiert.

Wir glauben, daß die Methode der *primären Beugesehnenplastik* im Rahmen der *einzeitigen* Versorgung von schweren Handverletzungen eine befriedigende Lösung des Problems der Beugesehnendurchtrennung im Niemandsland — nach dem derzeitigen Stand der Handchirurgie — darstellt (Abb. 6a—e).

Als Sehnentransplantat verwenden wir die oberflächliche Beugesehne des verletzten Fingers. Versuche, die tiefe Beugesehne (Vorschlag

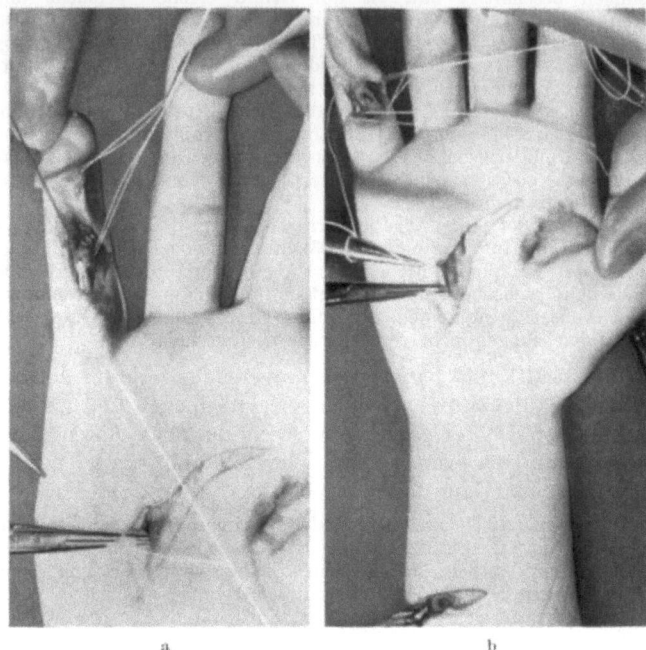

Abb. 6. a und b Schnittverletzung an der Greiffläche des Kleinfingers. In Höhe des Mittelgelenkes sind beide Beugesehnen durchtrennt. Nach Wundausschneidung *primär-plastischer Beugesehnenersatz*. Der körpernahe Stumpf der oberflächlichen Beugesehne ist mit Draht und Ausziehdraht angeschlungen. Diese wird am Unterarm z-förmig durchtrennt und somit verlängert und jetzt als Sehnentransplantat — ohne vollständig von der ernährenden Umgebung gelöst zu werden, in den Kleinfinger eingezogen. Sehnenanastomose in der Hohlhand mit dem körpernahen Stumpf der tiefen Beugesehne, deren peripheres Ende reseziert wurde

von M. LANGE) nach z-förmiger Durchtrennung am Unterarm als Transplantat zu verwenden, waren sehr schwierig, da die tiefen Beugesehnen der Langfinger schon in Höhe des Handgelenkes eine fast einheitliche Sehnenplatte bilden und aus diesem Grund die Sehne eines einzelnen Fingers nur schwer isoliert und damit verlängert werden kann. Diese Isolierung und Durchtrennung im Vorderarmbereich gelingt aber bei der oberflächlichen Beugesehne eines Fingers unschwer. Durch die Verwendung der oberflächlichen Beugesehne als Sehnentransplantat wird das operativ-technische Vorgehen einfacher (Abb. 6c). Der körperferne Stumpf der oberflächlichen Beugesehne wird — an der Stelle der Durchtrennung — mit Draht und Ausziehdraht typisch angeschlungen (Abb. 6a) und die Sehne nach Durchtrennung im Unterarmbereich (Abb. 6b) — von *einem* kleinen queren Hautschnitt — in einer Knochenkerbe des Endgliedes verankert. Die Sehnenscheide wird bis auf Ringbänder reseziert. Nach Verschluß der Fingerwunde wird die Hohlhand eröffnet und (in Mittelstellung des Fingers) die oberflächliche Beugesehne (als Sehnentransplantat) mit der tiefen Beugesehne (deren periphere Anteile werden reseziert) durch eine Sehnenanastomose nach BRAND vereinigt.

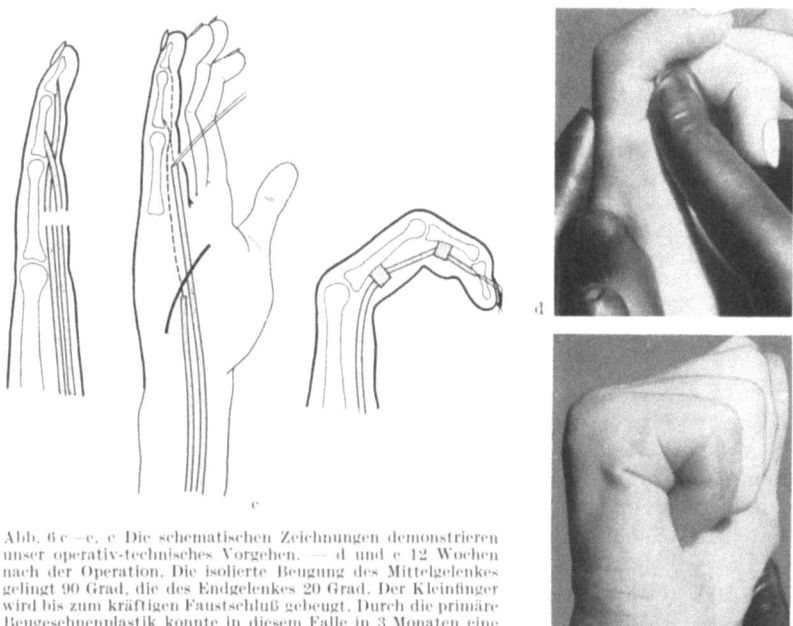

Abb. 6 c—e. c Die schematischen Zeichnungen demonstrieren unser operativ-technisches Vorgehen. — d und e 12 Wochen nach der Operation. Die isolierte Beugung des Mittelgelenkes gelingt 90 Grad, die des Endgelenkes 20 Grad. Der Kleinfinger wird bis zum kräftigen Faustschluß gebeugt. Durch die primäre Beugesehnenplastik konnte in diesem Falle in 3 Monaten eine funktionell ausreichende Wiederherstellung erzielt werden

Die Vorteile dieser primären Beugesehnenplastik mit der oberflächlichen Beugesehne (als freies Sehnentransplantat) sind:
1. Primäre endgültige Versorgung der Beugesehnendurchtrennung.
2. Übersichtliche anatomische Verhältnisse. Dadurch kann zeitsparend und schonend operiert werden.
3. Eine sekundäre Operation wird überflüssig und damit die Gefahr der Sehnenverwachsung geringer.
4. Keine Sehnennaht in der kritischen Zone.
5. Durch die Verwendung der oberflächlichen Beugesehne als Transplantat wird die Operation technisch einfacher.
6. Die Gelenke sind passiv frei beweglich, und die Muskeln der durchtrennten Sehnen sind nicht geschrumpft.
7. Es kann dem Verletzten eine zweite Operation erspart und derselbe um Wochen bis Monate früher in den Arbeitsprozeß eingegliedert werden. Durchschnittliche Dauer der Arbeitsunfähigkeit unserer Verletzten bei *primärer* freier Sehnentransplantation 11,7 Wochen, bei *sekundärer* freier Sehnentransplantation 22,0 Wochen.
8. Unsere Ergebnisse der primären freien Sehnentransplantation sind besser als die der sekundären freien Beugesehnenplastik.

1961 und 1962 haben wir in der Oststadtklinik Mannheim 131 Operationen an den Beugesehnen, davon 72 Beugesehnenplastiken — 58 an den Langfingern und 14 Plastiken am Daumen — durchgeführt. Scharizer aus unserer Klinik hat von 72 freien Sehnenplastiken 52 nachuntersucht.

Die Tabelle 1 zeigt vergleichsweise die letzten in der Literatur mitgeteilten Ergebnisse. Die Klassifizierung gut und sehr gut erfolgte nach dem Vorschlag Kellys. An dieser Zusammenstellung fällt auf, daß nur rund die Hälfte der Beugesehnenplastiken funktionell brauchbare Er-

Tabelle 1. *Ergebnisse der Nachuntersuchung von Beugesehnenplastiken an den Langfingern*

	Zahl der Fälle	sehr gut + gut
Kelly 1959	66	50%
Zrubecky 1960 (Tübingen)	65	53%
Nigst 1961	35	52%
Oststadtklinik Mannheim 1963	41	68,5%

gebnisse zeigen und weiter, daß unsere Ergebnisse mit 68,5% verhältnismäßig hoch liegen und daher einer kritischen Analyse bedürfen.

Von den 37 sekundären freien Sehnenplastiken an den Langfingern konnte Scharizer 23, von 14 primär durchgeführten Beugesehnenplastiken 12 und von 7 sekundären Abspaltungen der tiefen Beugesehne vom Nachbarfinger 6 persönlich nachuntersuchen.

Die Tabelle 2 zeigt die Ergebnisse der einzelnen Methoden des in der Oststadtklinik geübten plastischen Sehnenersatzes an den Langfingern.

Tabelle 2

Methode des plastischen Sehnenersatzes an den Langfingern		Nachuntersuchungsergebnisse*		
		sehr gut + gut	mittel	schlecht
Sekundäre freie Plastiken	(37)** 23	13	7	3
Primäre freie Plastiken mit der oberflächlichen Beugesehne des verletzten Fingers	(14) 12	9	1	2
Sekundäre Abspaltungen der tiefen Beugesehne vom Nachbarfinger	(7) 6	5	1	—

* Die Klassifizierung der Ergebnisse erfolgte nach dem Vorschlag von A. P. Kelly jun., J. Bone J. Surg. A, 581—607 (1959).
** Zahl der nachuntersuchten Beugesehnenplastiken, in eingeklammerter Zahl durchgeführte Sehnenoperationen.

Daraus wird ersichtlich, daß die Ergebnisse der typischen sekundären Plastiken mit rund 50% guten Resultaten den Literaturangaben entsprechen. Die *primären* Beugesehnenplastiken, d. h. freier plastischer Sehnenersatz schon bei der *ersten chirurgischen Versorgung* zeigen aber in zwei Drittel der Fälle sehr gute bis gute Ergebnisse. Von den 6 nachuntersuchten Beugesehnenabspaltungen konnten wir sogar bei 5 Verletzten eine Beugung des Fingers bis 2 cm Hohlhandberührung beobachten.

Die technisch und biologisch überzeugende Methode der Beugesehnenabspaltung — d. h. plastischer Ersatz einer durchtrennten Beugesehne durch die eine Hälfte der tiefen Beugesehne des Nachbarfingers — kann aus operativ-technischen Gründen und dem Risiko, einen unverletzten Finger breit eröffnen und eine Hälfte der tiefen Beugesehne abspalten zu müssen, nur Chirurgen empfohlen werden, die große persönliche Erfahrung in der Handchirurgie haben. Da aber auch die Ergebnisse der primären Plastik besser sind als die des sekundären typischen Sehnenersatzes — und besser als die Ergebnisse der primären Naht — sollten zukünftig die Methode des *primären* plastischen Sehnenersatzes mit der oberflächlichen Beugesehne des verletzten Fingers als freies Sehnentransplantat in größerem Rahmen durchgeführt und die Ergebnisse auch von anderen Autoren kritisch überprüft werden.

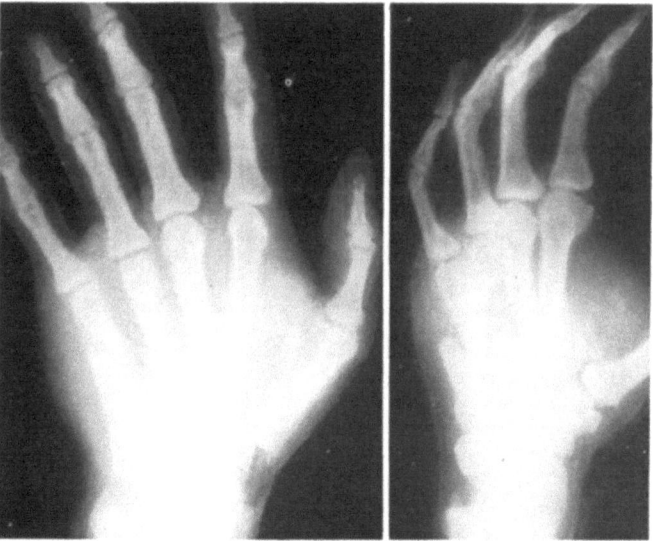

Abb. 7a. Offene unstabile Brüche des 3., 4. und 5. Mittelhandknochens bei gleichzeitigem Bruch des großen Vieleckbeines und Teilverrenkung des 1. Mittelhandknochens

Beugesehnenverletzungen am Daumen. Beugesehnenverletzungen am *Daumen* stellen uns vor keine sehr schwierige Aufgabe, einmal, weil die Ergebnisse der primären z-förmigen Verlängerung erfahrungsgemäß gut sind und zweitens die volle Funktion des Daumens nicht vom Ausmaß der aktiven Beugung im Endgelenk, sondern von der Kraftschlüssigkeit des Spitzgriffes abhängt. Durch die Sehnenplastik kann aber in fast allen Fällen die volle Kraft des Spitzgriffes wiederhergestellt werden.

4. Knochen

Während die von meinem verehrten Lehrer L. BÖHLER aufgestellten Grundsätze der Knochenbruchbehandlung: „Einrichten, Ruhigstellen, Üben" jetzt und wohl immer ihre Gültigkeit haben werden, hat sich aber die Art der Ruhigstellung eines Knochenbruches in der Handchirurgie gewandelt. Durch die Fixierung unstabiler Knochenbrüche mit Kirschnerdrähten — gleichgültig, ob die Einrichtung in offener Wunde oder die Stabilisierung des Bruches percutan erfolgte — kann die Dauer der Ruhigstellung mit einem Gipsverband auf 2 bis 3 Wochen verkürzt und die Beweglichkeit der Gelenke durch die dann einsetzenden aktiven Übungen rascher und vollständiger wiederhergestellt werden. Dazu kommt, daß bei schweren Handverletzungen die *Stabilisierung des Knochenbruches* — eine solche ist die Voraussetzung zur primären Wiederherstellung gleichzeitig durchtrennter Sehnen, Nerven und plastischer Eingriffe an den Gelenken — in vielen Fällen schon aus operativ-technischen Gründen nur durch eine Osteosynthese erfolgen kann. Die einfachste Osteosynthese an der Hand ist die Fixierung des unstabilen Knochenbruches mit Kirschnerdrähten (Abb. 7a—b).

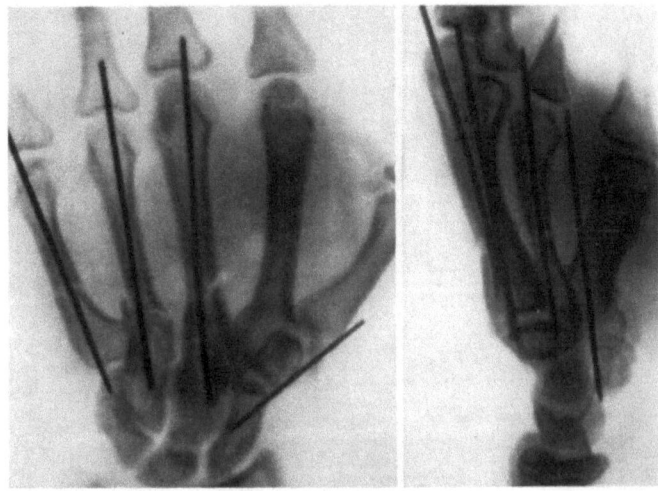

Abb. 7b. Die Mittelhandbrüche sind in achsengerechter Stellung mit Kirschnerdrähten fixiert. Das Sattelgelenk ist durch einen liegenden Draht stabilisiert

Bei schwergeschädigten und nur schlecht durchbluteten Händen mit multiplen offenen unstabilen Knochenbrüchen versorgen wir die Hautwunden, reponieren den Knochenbruch in *geschlossener* Wunde und fixieren denselben mit *percutan* gebohrten Kirschnerdrähten. Durch dieses Vorgehen entfällt eine zusätzliche Störung der Durchblutung, die durch das Reponieren und Fixieren des Knochenbruches in offener Wunde unvermeidlich ist (Abb. 8). Durch die Fixierung unstabiler Knochenbrüche mit Kirschnerdrähten sind wir in der Lage, einen

Knochenbruch im Bereich der Hand primär in achsengerechter Stellung zu stabilisieren und schaffen damit die Voraussetzungen zur Wiederherstellung aller gleichzeitig verletzten tieferen Gebilde im Rahmen des *einzeitigen* operativen Vorgehens an der Hand.

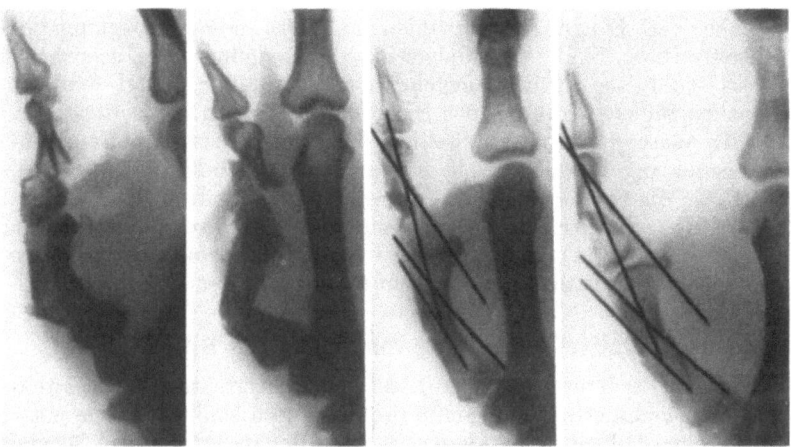

Abb. 8. Offener Trümmerbruch des 1. Mittelhandknochens und des Daumengrundgliedes, der Daumen ist schlecht durchblutet, kühl und blau. Die Wunden wurden ausgeschnitten und der Knochenbruch in *geschlossener* Wunde — um durch eine offene Reposition eine zusätzliche Störung der Durchblutung zu verhindern — reponiert und mit Kirschnerdrähten stabilisiert. Die Brüche sind in achsengerechter Stellung knöchern geheilt

Offene Brüche des Fingerendgliedes reponieren wir und fixieren diese durch eine *Nagelplastik*. Der Knochenbruch wird in offener Wunde reponiert, das zerrissene Nagelbett adaptiert und der mit Kochsalz gesäuberte Nagel wieder eingesetzt und mit einer Naht festgehalten. Der reponierte und fixierte Nagel dient dem Knochenbruch als *biologische Schiene*, gewährleistet einen schmerzfreien Verbandwechsel und sichert ein kosmetisch befriedigendes Nachwachsen des neuen Nagels. Da der reponierte Nagel sich mit dem Nagelbett mechanisch fest verbindet und erst durch den nachwachsenden Nagel abgeschoben wird, kann durch diese von P. RECHT angegebene Methode der Nagelplastik auch die Dauer der Arbeitsunfähigkeit wesentlich reduziert werden.

NEUMANN hat die 212 Nagelplastiken der Oststadtklinik bearbeitet und darüber 1963 ausführlich berichtet.

5. Gelenke

Sehr viele Gelenkversteifungen sind nicht die Folgen des Unfalltraumas, sondern Folgen einer Ruhigstellung in nicht physiologischer Stellung des Gelenkes (L. BÖHLER, BÜRKLE DE LA CAMP u. a.). L. BÖHLER hat immer wieder aufgezeigt, daß Versteifungen in ungünstiger Stellung durch die Ruhigstellung der verletzten Gelenke in Mittelstellung, bei gleichzeitiger aktiver Übung aller nicht verletzten und nicht ruhiggestellten Finger- und Armgelenke in der Regel verhindert werden können.

Bei einer schweren Verletzung, Verbrennung oder Infektion ist in vielen Fällen eine teilweise oder ganze Versteifung des Gelenkes die unvermeidbare Folge. Entscheidend ist es dabei, das Gelenk in Funktionsstellung zur knöchernen Heilung zu bringen. Die Fingerversteifungen erfolgen aber häufig nicht in Funktionsstellung, sondern die Grundgelenke der Langfinger versteifen in vollständiger Streckung bzw. Überstreckung. Sind die Grundgelenke der Langfinger in Überstreckung fixiert, so haben aktive Beugebewegungen in den Mittel- und Endgelenken für die Funktion der Hand als Greiforgan nur geringen praktischen Wert, da bei dieser Stellung der Grundgelenke der Faustschluß unmöglich und auch der Spitzgriff nur unvollständig und kraftlos ist. Sind aber die Grundgelenke in Mittelstellung versteift, so wird durch die aktive Beugung der Mittelgelenke ein teilweiser Faustschluß einerseits und eine Spitzgriffbildung zwischen Kuppe des Daumens und Kuppe des Zeige- und Mittelfingers andererseits möglich sein.

a) Operative Behandlung von versteiften Mittelgelenken

Da die Ergebnisse der operativen Wiederherstellung von versteiften Fingergelenken erfahrungsgemäß problematisch sind, sollen vorerst alle technischen Hilfsmittel der konservativen Behandlung (starre Schienen- und mobilisierende Quengelverbände, aktive Übungen) voll ausgenützt werden, ehe die operative Mobilisierung eines Fingergelenkes durchgeführt wird. In vielen Fällen kann durch eine planmäßige konservative Wiederherstellung eine funktionell ausreichende Beweglichkeit erzielt und damit eine Operation vermieden werden. Die drei Gelenke eines Langfingers stellen eine funktionelle Einheit dar. Die entscheidende Funktion des Fingers ist die Beugung.

Zur operativen Mobilisierung von versteiften Mittelgelenken der Langfinger stehen uns folgende Methoden zur Verfügung: Durch die *Arthroplastik* bzw. *Kapsulektomie* können mit guten Erfolgsaussichten Versteifungen der Grundgelenke der Langfinger chirurgisch mobilisiert werden, während Versteifungen der Mittel- und auch der Endgelenke der Langfinger wegen ihrer kleinen anatomischen Verhältnisse und der fehlenden Stabilität — nach durchgeführter Kapsulektomie bzw. Arthroplastik — der chirurgisch-operativen Behandlung nur sehr beschränkte Erfolgsaussichten bieten. Wenn ein Teil des Gelenkes erhalten ist und der Finger eine Fehlstellung zeigt, führen wir keine plastische Gelenksoperation durch, sondern korrigieren die Fehlstellung durch eine Osteotomie proximal des verletzten Gelenkes. Die *Arthroplastik eines Mittelgelenkes* führen wir nur in seltenen Ausnahmefällen (bei einer schweren gleichzeitigen Verletzung bzw. Versteifung mehrerer Finger) durch.

Zur *Arthrodese* des Mittelgelenks ist eine freie Beweglichkeit im Grundgelenk und normale Sensibilität an der Greiffläche des Fingers unbedingte Voraussetzung. Die Versteifung und damit die Streckhemmung des Mittelgelenkes kann durch eine freie Beweglichkeit des Grundgelenkes an den randständigen Langfingern (Zeige- und Kleinfinger) funktionell weitgehend ausgeglichen werden. Ein Finger mit versteiftem Grund- und Mittelgelenk behindert aber die Funktion der anderen Finger. In solchen Fällen ziehen wir die Amputation — unter der Rolle des Grundgliedes — der Arthrodese des Mittelgelenkes in Funktionsstellung vor. Die Arthrodese eines Mittelgelenkes ist angezeigt, wenn dieses Gelenk in funktionell ungünstiger Stellung (voller Streckung oder maximaler Beugung) versteift ist oder im Gelenk nur geringe schmerzhafte Wackelbewegungen durchgeführt werden können.

Die operative Versteifung soll mit einer Verkürzung des Fingers verbunden werden, da ein kurzer Langfinger mit einem in Funktionsstellung versteiften Mittelgelenk den physiologischen Bewegungsablauf der benachbarten Finger weniger behindert als ein im Mittelgelenk versteifter Finger von normaler Länge.

Nach unseren Erfahrungen ist die operative Versteifung eines Mittelgelenks — bei einer isolierten Verletzung eines Langfingers — nur am Zeige- und Kleinfinger angezeigt, da dem 2. Finger bei der Bildung des Spitzgriffes und dem 5. Finger bei der Bildung eines kräftigen Faustschlusses funktionell besondere Bedeutung zukommen. Versteifungen der Mittelgelenke des Ring- und Mittelfingers in Fehlstellung — bei einer isolierten Fingerverletzung — sollen nicht durch eine Arthrodese in Funktionsstellung korrigiert, sondern amputiert werden. Der Verlust zweier Glieder eines dieser Finger setzt den Gebrauchswert weniger herab als ein teilversteifter Finger, der beim Greifen die Funktion der ganzen Hand behindert.

b) Plastischer Ersatz von versteiften Mittelgelenken der Finger

Berichte aus der Literatur (BURMANN 1940, McKEEVER 1943, FLATT 1961) über die Verwendung von körperfremdem Material (Endoprothese) zur Wiederherstellung der Beweglichkeit zeigen, daß Versuche in dieser Richtung nach guten Anfangsresultaten letzten Endes keine befriedigenden Ergebnisse hatten. Wir haben mit Endoprothesen keine eigene Erfahrung. Über die *freie Verpflanzung* eines halben Gelenkes hat als erster HENDRICH WOLFF 1910 berichtet. Er verpflanzte ein halbes Zehengelenk an Stelle eines Fingergrundgelenkes.

Weitere Veröffentlichungen über die Verpflanzung halber Gelenke stammen von LEXER, KÜTTNER, GÖBEL und ROUX. LEXER hat auch ganze Gelenke frei verpflanzt (BÜRKLE DE LA CAMP).

Berichte über den plastischen Ersatz von zerstörten bzw. versteiften Fingergrundgelenken durch Zehengelenke haben GRAHAM und STEPHENSON — sie verpflanzten bei einem 6jährigen Knaben das Grundgelenk der zweiten Zehe auf den Daumen — und COTHBERT, neben anderen Autoren, veröffentlicht.

Zu einem plastischen Gelenkersatz entschließen wir uns nur dann, wenn ohne Gelenksverpflanzung nur die operative Versteifung des Gelenkes möglich gewesen wäre. Die Voraussetzungen zum plastischen Ersatz eines in Fehlstellung versteiften Finger-Mittelgelenkes durch ein frei verpflanztes Zehengelenk sind:

1. Die Beugesehnen müssen funktionstüchtig sein.
2. Der Finger muß an der Greiffläche und an der Kuppe normales Hautgefühl haben.
3. Die Hautverhältnisse sollen eine glatte Wundheilung gewährleisten.
4. Es soll keine Infektion vorausgegangen sein.

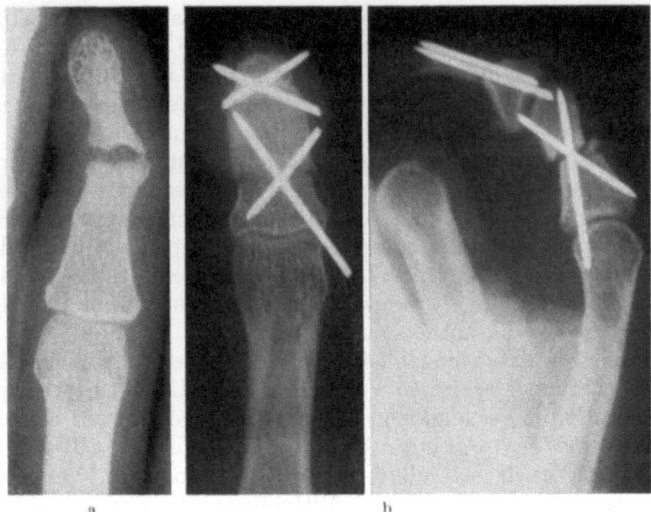

Abb. 9. a Defekt der Gelenkfläche des Endgelenkes mit Fehlstellung der Finger. Im Röntgenbild ist diese Deformität deutlich zu erkennen. — b Bei dem 16jährigen Mädchen wollten wir nicht nur ein gutes kosmetisches Ergebnis (dies wäre durch die Arthrodese des Endgelenkes möglich gewesen), sondern auch ein befriedigendes funktionelles Ergebnis erzielen. Wir haben daher das zerstörte Fingerendgelenk durch das Mittelgelenk der 2. Zehe ersetzt. Das frei verpflanzte Zehengelenk ist mit Kirschnerdrähten fixiert

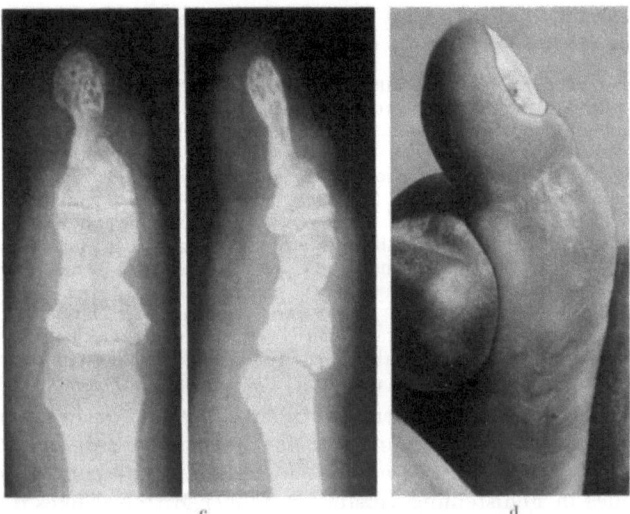

Abb. 9 c und d. 6 Monate nach der Operation. Kosmetisch ist das Ergebnis befriedigend. Der Finger ist gerade. Die Röntgenaufnahme zeigt eine knöcherne Einheilung des Zehengelenkes. Der Gelenkspalt ist nicht verschmälert und deutlich zu erkennen. Aktive Beugung im verpflanzten Zehengelenk 20 Grad

5. Das Grundgelenk des Fingers muß frei beweglich sein.

Ein Beispiel eines solchen plastischen Gelenkersatzes bei einem 16jährigen Mädchen zeigen die Abb. 9a—d.

1962 berichten M. A. ENTIN, J. R. ALGER und R. BAIRD ihre Ergebnisse mit der freien Verpflanzung ganzer Gelenke bei Hunden und berichten gleichzeitig über die Ergebnisse von 7 frei verpflanzten kleinen Gelenken am Menschen. In 4 Fällen wurde das Grundgelenk der Kleinzehe und bei 3 Pat. ein Fingermittelgelenk frei verpflanzt (4 gute und 3 schlechte funktionelle Ergebnisse, die in den verpflanzten Gelenken mögliche aktive Beugung schwankt zwischen 15 und 30 Graden). Besonders interessant ist in der genannten Arbeit der Bericht über einen *primären Gelenkaustausch:* Das zerstörte Mittelgelenk des 3. Fingers wurde primär durch das gleiche Gelenk des gleichzeitig traumatisch amputierten Zeigefingers ersetzt. Die Einheilung erfolgte komplikationslos. Nach 6 Monaten war der Gelenkspalt jedoch sehr stark verschmälert, und das Ausmaß der aktiven Beugung wurde mit 20 Graden angegeben.

Dieser Anregung folgend werden wir zukünftig bei schweren multiplen Handverletzten versuchen, durch die freie Verpflanzung eines Gelenkes — von einem nicht mehr zu erhaltenden Finger entnommen — an Stelle eines zerstörten Gelenkes wenigstens eine Teilbeweglichkeit zu erhalten. Bei ganz schweren Handverletzungen kann durch diesen primären *Gelenkaustausch* unter Umständen eine funktionell brauchbare Greifform wiederhergestellt werden.

c) Bandverletzungen

Bandverletzungen im Bereich der Hand sind häufig. Sie werden oft nicht erkannt und gehen im Sammelbegriff „Zerrung oder Distorsion" unter. Nicht behandelte Seitenbandzerrungen oder Einrisse sind die Ursache langdauernder schmerzhafter Bewegungseinschränkungen.

Es gibt keine Verrenkung ohne vollständige Bandzerreißung. Daher muß nach der Reposition einer Luxation die Lokalisation und das Ausmaß der Bandzerreißung festgehalten werden. Bei Kindern kommt es nie zur Bandzerreißung, sondern nur zur Lösung der entsprechenden Epiphysenfuge. Nach vollständiger Zerreißung sind die Gelenke unstabil. Am Daumen sind die Folgen besonders schwerwiegend. Ein schmerzhafter Wackeldaumen mindert den Gebrauchswert der so verletzten Hand entscheidend.

Die Diagnose der Seitenbandverletzungen ist einfach, wenn bei entsprechendem Unfallhergang an eine solche gedacht und durch gehaltene Aufnahmen — in örtlicher oder Leitungsbetäubung — das tatsächliche Ausmaß der Bandverletzung festgestellt wird. Ohne diese gehaltene Aufnahme ist eine genaue Differenzierung zwischen Bandeinriß und vollständiger Zerreißung nicht möglich. Abhängig von der Lokalisation der Bandverletzung und den lokalen anatomischen Verhältnissen kann die Stabilität, trotz vollständiger Bandzerreißung, durch den peripher der Rißstelle ansetzenden Muskelzug erhalten bleiben. Dies ist bei den volaren Rissen der Langfingergrundgelenke und der beugeseitigen Zerreißung des Daumengrundgelenkes der Fall, wenn der Riß proximal der Sesambeine, d. h. im Bereich der Pars flaccida, erfolgte. Bei einem vollständigen Riß des ellenseitigen Daumenbandes ist ein muskulärer Ersatz zur Erhaltung der Gelenkstabilität nicht möglich. Diese Bandverletzung operieren wir *primär*, da der Gebrauchswert des Daumens durch den fehlenden seitlichen Gelenkschluß entscheidend vermindert wird.

Die volaren Bandzerreißungen mit proximaler Lokalisation des Risses werden konservativ behandelt, da die beugende Wirkung der Thenarmuskulatur die Stabilität des Gelenkes sichert. Nur bei der sehr seltenen peripheren Rißlokalisation machen wir die primäre Bandnaht. Erhebliche Zerrungen — ohne objektivierbare Bandzerreißung — der gegen Traumen sehr empfindlichen Mittelgelenke der Langfinger sollen für die Dauer von 3 Wochen mit einem Gipsverband in Mittelstellung fixiert werden.

Wird die Diganose der Bandzerreißung erstellt und die entsprechende Behandlung eingeleitet, so können die aufgezeigten folgenschweren Spätschäden fast immer verhindert werden.

6. Amputationen und primärer Fingerersatz

Trotz aller technischer Fortschritte der „modernen" Handchirurgie ist ein gefühlsbegabter, stoß- und druckunempfindlicher Fingerstumpf immer noch besser als ein teilversteifter, durchblutungsgestörter und gefühlloser Finger. Wir nützen alle Möglichkeiten zur Erhaltung eines

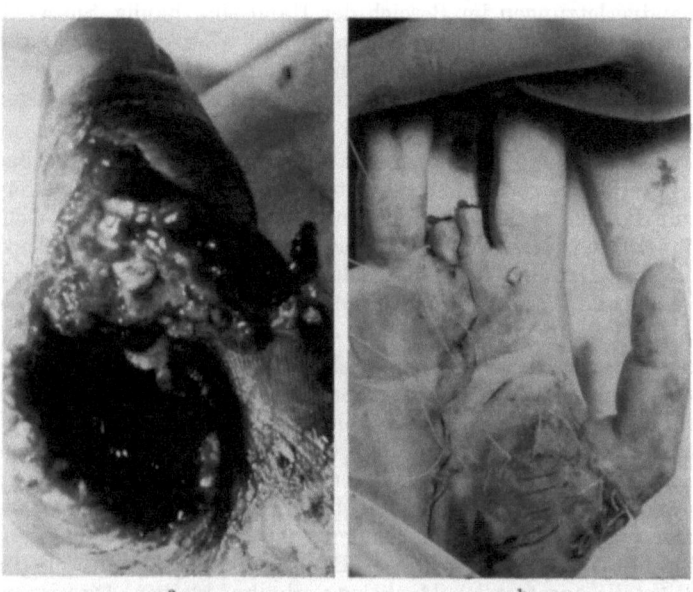

Abb. 10. a Offener Trümmerbruch des Daumengrundgliedes und -grundgelenkes. Der Finger ist blau, kalt, gefühllos und nicht durchblutet. Daher primäre Amputation dieses Fingers im Grundgelenk und Ersatz durch den Mittelfinger nach der Hilgenfeldtschen Methode. — b Z-förmige Schnittführung in der Hohlhand. Der Mittelfinger ist auf den 1. Mittelhandknochen verpflanzt. Durch diesen *primärplastischen* Daumenersatz nach HILGENFELDT konnte die Behandlungszeit wesentlich verkürzt und dem Verletzten eine zweite Operation erspart werden

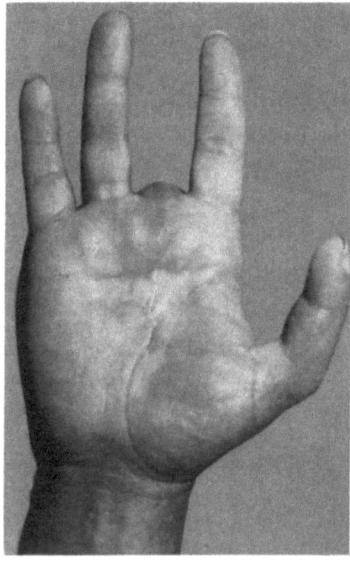 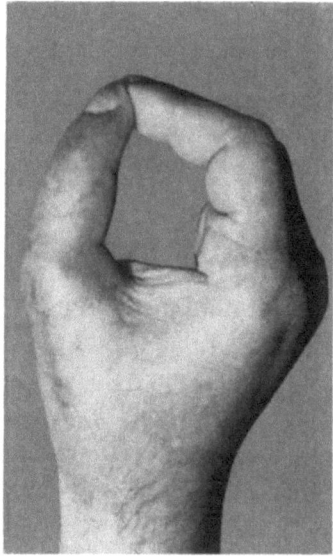

Abb. 10c bis d. Der aus dem Mittelfinger bestehende Daumen zeigt normale Länge, normale Durchblutung und hat an der Kuppe Fingerspitzengefühl. Der Daumen kann mit den übrigen Fingern kräftig in Berührung gebracht und opponiert werden. Der Faustschluß ist kräftig und vollständig

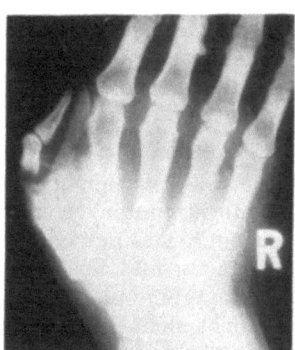 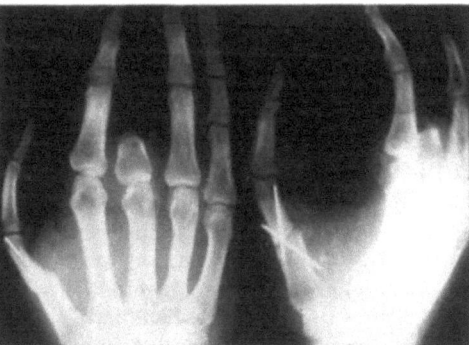

Abb. 10e. Röntgenbefund: Offener Trümmerbruch des Daumengrundgliedes und Daumengrundgelenkes. Der Daumen wurde primär wegen fehlender Durchblutung und fehlendem Hautgefühl amputiert. Der Mittelfinger ist zum Daumen umgesetzt. Stabilisierung der Osteosynthese zwischen Grundglied des Mittelfingers und 1. Mittelhandknochen in achsengerechter Stellung mit zwei Kirschnerdrähten

Fingers, wir erhalten einen Finger aber nicht um jeden Preis! Der Erfahrene wird die Indikation zur Erhaltung oder Amputation immer von *Alter, Beruf,* Art und Lokalisation der Verletzung abhängig machen. Im Zweifelsfall wird man bei der isolierten Verletzung des Mittelfingers bei einem älteren Verletzten der Amputation den Vorzug geben, bei einer multiplen schweren Handverletzung eines jungen Menschen aber alle technischen Möglichkeiten anwenden, um einen funktionstüchtigen Handrest erhalten zu können.

Zum Problem des primären Fingerersatzes: Bei vollständigem Verlust des Daumens bzw. gleichzeitigem Teilverlust des ersten Mittelhandknochens ersetzen wir seit 1956 den fehlenden Daumen *primär*, d. h. im Rahmen der *einzeitigen* chirurgischen Erstversorgung durch einen Langfinger. Wir verwenden in der Regel dazu Teile des Mittel- und Ringfingers — nach der Methode der Fingerauswechslung von HILGENFELDT (Abb. 10a—e).

7. Erhaltung eines nicht mehr durchbluteten bzw. Wiedereinpflanzung eines vollständig abgetrennten Fingers

Schon vor 60 Jahren — 1903 — hat HÖPFNER in der von Bergmannschen Klinik zum erstenmal versucht, den amputierten Oberschenkel eines Schäferhundes durch Naht der Gefäße und Nerven zu erhalten. Über weitere Versuche berichten 1905 CARREL, 1907 LEXER und 1913 JIANU aus Bukarest. Das Prinzip aller dieser Erhaltungsversuche bestand und besteht darin, die durchtrennten Gefäße und Nerven durch Naht wieder zu vereinigen und so die Durchblutung des körperfernen Gliedmaßenabschnittes sicherzustellen.

Über gleiche Versuche berichten H. E. KLEINERT u. a. 1963 aus der Universität Louisville: Trotz aller Fortschritte in der Unfallchirurgie kommt es nach den Erfahrungen der Autoren bei Nähten an Gefäßen mit einem Lumen von 4 mm in der Regel zur Thrombose, trotz lokaler Anwendung von Heparin. Sie berichten weiter, daß derzeit eine Versuchsserie angesetzt ist, Gefäße mit einem Durchmesser von 2 mm zu nähen und sind der Meinung, daß es zukünftig durch Verbesserung der Technik und feineres Nahtmaterial möglich sein wird, auch durchtrennte Fingerarterien durch Naht wieder zu vereinigen.

Die Autoren hatten versucht, eine amputierte Großzehe und je einen im Bereich des Grundgelenks vollständig abgetrennten Daumen und Zeigefinger — nach Stabilisierung des Knochenbruches mit Kirschnerdrähten — durch Naht der durchtrennten Arterien und Venen mit feinstem Nylon zu erhalten. Anfänglich schien die Blutzufuhr ausreichend. Am 6. Tag waren aber die Zehe bzw. die Finger nicht mehr durchblutet und mußten amputiert werden. Obwohl diese Beobachtungen bei dem derzeitigen Stand und den derzeitigen Grenzen der Handchirurgie überwiegend von theoretischem Interesse sind, sollte der Naht auch kleinster Fingergefäße zur Erhaltung amputierter oder nicht mehr durchbluteter Finger bzw. Handabschnitte zukünftig größere Beachtung gewidmet werden. Vielleicht gelingt es bald, durch Zuhilfenahme neuer Operationsmikroskope und einer besonderen atraumatischen Technik Nähte durchtrennter Fingergefäße erfolgreich durchführen zu können. Wir beschäftigen uns derzeit gerade mit diesem Problem sehr eingehend.

GILLIES beschreibt in seinem vortrefflichen Buch über plastische Chirurgie ein originelles Verfahren, einen vollständig abgetrennten Finger zu erhalten. Die Haut, der Nagel und das Unterhautzellgewebe werden sorgfältig vom amputierten Finger entfernt und die Fingerhaut entfaltet in eine gesetzte Wunde an Bauch oder

Wiedereinpflanzung eines abgetrennten Fingers

Abb. 11. a Vollständige Skeletierung des Zeige- und Mittelfingers bei einem 18jährigen Arbeiter. — b Nach der Wundausschneidung: Der Zeigefinger ist zur Verpflanzung in eine Tasche der Bauchhaut vorgesehen. — c Der Finger ist in einer Bauchhauttasche eingenäht. — d Funktionelles Endergebnis: Da es trotz der Einlagerung des Fingers in eine Bauchhauttasche zu einer Nekrose desselben kam, war eine sekundäre Amputation des Fingers nicht zu umgehen. Die Plastik war erfolglos

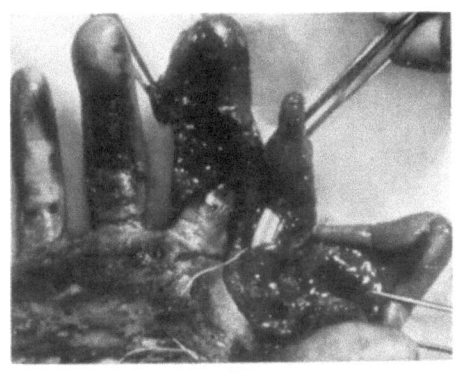

Brust eingenäht. Der Knochen wird mit einer Drahtnaht vereinigt, die durchtrennten Sehnen und Nerven werden genäht. In diesem Zustand wird der

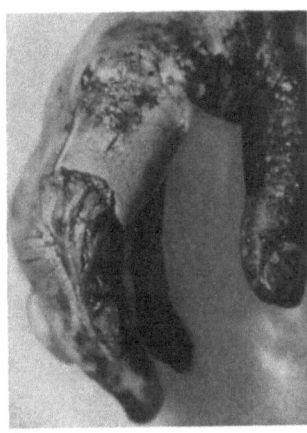
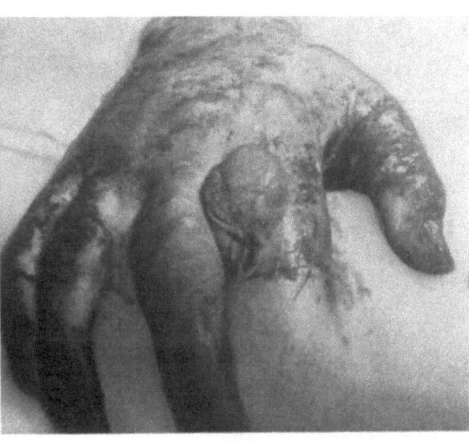

Finger in eine gebildete Tasche der Bauch- oder Brusthaut eingenäht. Nach zwei Wochen Umschneidung des Lappens an der einen Seite und nach einer weiteren Woche vollständige Lappenabtragung.

Den ersten erfolgreichen Versuch dieser Art hat GILLIES 1940 durchgeführt. Stuart GORDON berichtet im Lancett 1942 über einen gleichen erfolgreichen Versuch. WILFLINGS-EDER aus Innsbruck hat 1955 drei erfolgreiche plastische Erhaltungsversuche amputierter Daumen in der beschriebenen Weise publiziert.

Ich habe 1956 nach den Angaben von GILLIES — allerdings ohne Erfolg — bei einer schweren gleichzeitigen Verletzung des Zeige- und Mittelfingers

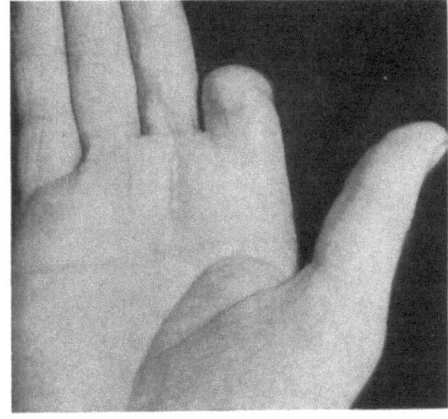

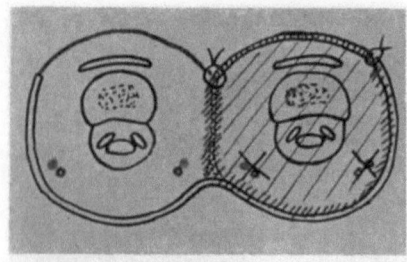

eines 18jährigen Arbeiters den Zeigefinger zu erhalten versucht (Abb. 11a—d). Ich glaube nicht, daß dieser originellen Methode zukünftig eine große praktische Bedeutung zukommen wird, da das

Abb. 12. Schematische Darstellung der temporären Syndaktylie (nach MOBERG)

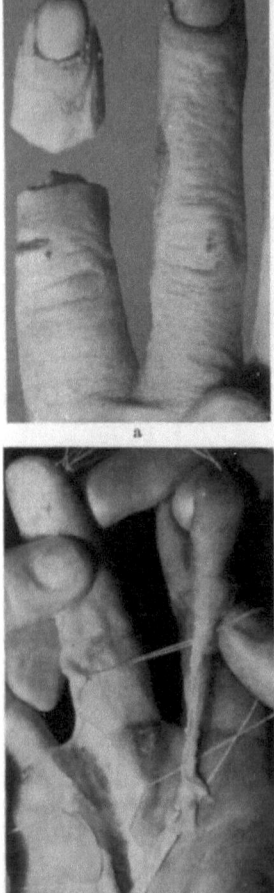

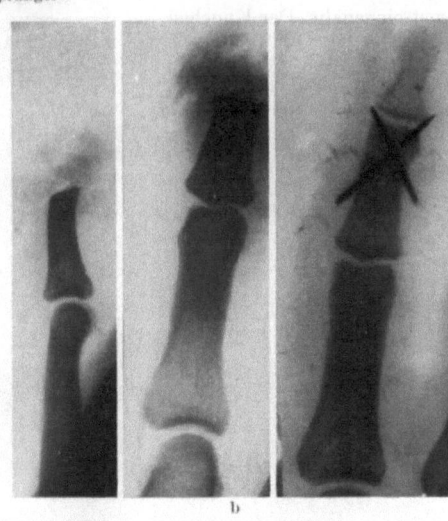

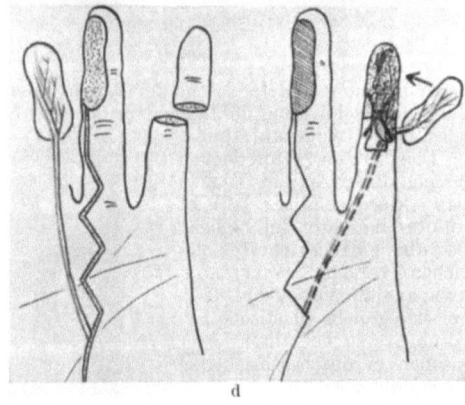

Abb. 13. a Ein 22jähriger Verletzter brachte uns das vollständig abgetrennte End- und Mittelglied des rechten Zeigefingers und forderte kategorisch den Versuch der Erhaltung. — b Primäre stabile Osteosynthese des Mittelgliedes mit zwei Bohrdrähten und Naht der durchtrennten Streck- und Beugesehnen. — c Vom Mittelfinger wurde ein Insellappen gebildet. Dieser ist hier an seinem zugehörigen Gefäß- und Nervenbünde gestielt und wird jetzt an der Kuppe des primär abgetrennten Zeigefingeranteils eingenäht. — d Schematische Darstellung des Versuches, einen abgetrennten Fingeranteil durch die Verpflanzung eines neurovasculären Lappens vom Nachbarfinger zu erhalten

Verfahren kompliziert, die Durchblutung des amputierten Fingers nicht sicher gewährleistet und die Gefahr der Infektion bei dieser Art der plastischen Versorgung relativ groß ist.

Da die Erhaltung eines Fingers durch die Gefäßnaht aus technischen Gründen derzeit *noch* nicht möglich, die Methode von GILLIES kompliziert, unsicher und problematisch ist, muß versucht werden, die Ernährung des Fingers auf anderem Wege sicherzustellen, nämlich durch erhöhte Blutzufuhr aus der Umgebung.

Wir haben anfangs bei schlechter Durchblutung eines Fingers diesen mit dem benachbarten Finger durch eine temporäre Syndaktylie verbunden (Abb. 12). Dadurch sollte der mangeldurchblutete Finger an den Säftestrom des benachbarten Fingers angeschlossen werden. Diese Versuche waren erfolglos und die spätere Amputation unvermeidlich.

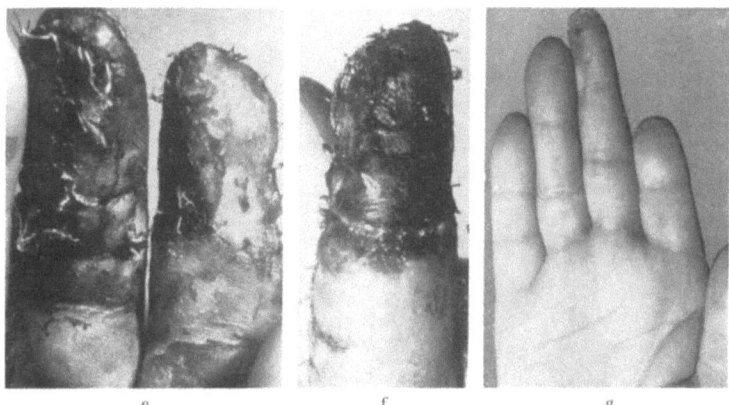

Abb. 13e und f. Zustand der Hand nach 10 Tagen: Der verpflanzte neurovasculäre Lappen am Zeigefinger ist gut durchblutet. Der Vollhautlappen am Mittelfinger ist eingeheilt. Die übrigen Teile des primär abgetrennten Zeigefingeranteils sind jedoch nekrotisch, schwarz verfärbt und nicht durchblutet. — g In diesem Stadium mußten wir uns zur sekundären Amputation des Zeigefingerendgliedes entschließen. Aus dem neurovasculären Lappen wurde eine sensible Fingerkuppe gebildet

In der Folgezeit versuchten wir, einen vollständig abgetrennten Finger durch die Verpflanzung eines Insellappens zu erhalten. Durch das ernährende Gefäß des Lappens sollte die Durchblutung des abgetrennten Fingers und durch die gleichzeitige Verpflanzung des sensiblen Nervs normales Fingerspitzengefühl im abgetrennten Fingerabschnitt sichergestellt werden (Abb. 13a—g).

Der Versuch, einen vollständig abgetrennten Finger durch die Verpflanzung eines neurovasculären Insellappens zu erhalten, ist ebenfalls nicht gelungen, da das durch den Insellappen zugeführte Blut nicht ausreicht, um den vollständig abgetrennten Fingeranteil zu erhalten. Da nach diesen Erfahrungen die Blutzufuhr durch eine temporäre Syndaktylie bzw. durch einen neurovasculären Lappen nicht ausreichte, um die sekundäre Amputation zu verhindern, suchten wir nach einer anderen Möglichkeit zur Erhaltung eines Fingers. Zu diesem Zweck mußte die gesamte Oberfläche eines amputierten oder nicht mehr durch-

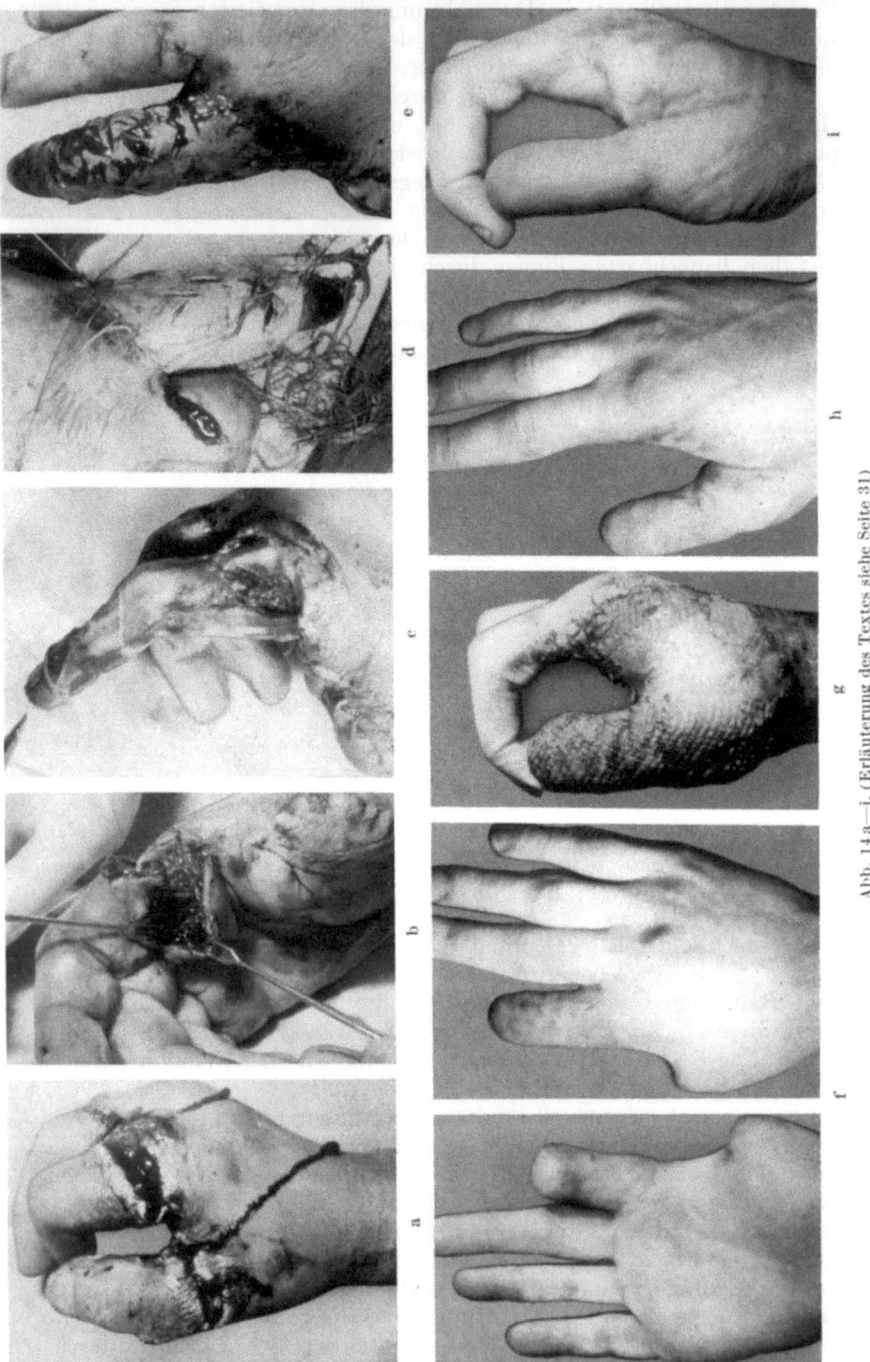

Abb. 14 a—i. (Erläuterung des Textes siehe Seite 31)

bluteten Fingers zur Kommunikation mit einem blutzuführenden Gewebe gebracht werden.

In einem ausgewählten Fall entschlossen wir uns, die Epidermis des nicht mehr durchbluteten Fingers abzutragen und diesen Finger jetzt zirkulär mit einem von der Brust gestielten Lappen zu umhüllen. Erst dieser Weg führte zu einem befriedigenden und ermutigenden Teilerfolg (Abb. 14a—i). Durch das auf den Abbildungen dargestellte Vorgehen ist es in diesem Fall gelungen, Teile eines nicht mehr durchbluteten Fingers zu erhalten und sekundär aus diesem Fingerstumpf einen funktionell brauchbaren Daumen zu bilden.

Die Erhaltung nicht mehr durchbluteter bzw. Wiedereinpflanzung vollständig abgetrennter Finger und Fingeranteile ist zusammengefaßt noch ein offenes Problem in der Handchirurgie, welches jedoch einer befriedigenden Lösung zugeführt werden sollte. Ob der beschriebene Weg oder die Naht der kleinen Fingergefäße zum endgültigen Ziel führen wird, bleibt abzuwarten.

8. Primäre Wiederherstellung bei Greifstörungen an schwerverletzten Händen

Gerade bei den schwersten Handverletzungen sollen bei der chirurgischen Erstversorgung noch mögliche Greifformen erhalten oder im Rahmen der *einzeitigen* Primärversorgung sekundäre Greifformen wiederhergestellt werden. Erfahrene Handchirurgen werden bestätigen, daß bei diesen schwersten multiplen Handverletzungen die chirurgische Erstversorgung für das weitere Schicksal des so Verletzten von grundlegender Bedeutung ist. Wenige Quadratzentimeter sensibel versorgter Haut, wenige Zentimeter Länge eines Mittelhandknochens können entscheidend dafür sein (HILGENFELDT spricht vom „idealen Handrest"), ob ein solcher Schwerverletzter mit seiner Hand wieder greifen und tasten kann oder diese Hand völlig gebrauchsunfähig bleibt.

Zu einem solchen planmäßigen Vorgehen im Rahmen der einzeitigen chirurgischen Erstversorgung darf ich ein Beispiel zeigen. In diesem

---

Abb. 14. a Beidseitige schwere Handverletzung eines jugendlichen Verletzten. Daumen und Zeigefinger sind in Höhe der Grundgelenke zirkulär durchtrennt und blau verfärbt. Der Daumen wird daher primär amputiert. — b Die zirkuläre Wunde am Zeigefingergrundteil. Offener unstabiler Knochenbruch. Durchtrennung beider beugeseitiger Gefäße. Die Nerven sind gequetscht, aber nicht durchtrennt. Der Finger ist blau und nicht durchblutet. — c und d Die Epidermis am Zeigefinger wird abgetragen und eine bis zur gesamten Fingeroberfläche einnehmende Dermiswunde gebildet. Die Abbildung zeigt den Finger nach Bildung der Dermiswunde. Zur Sicherstellung der Durchblutung wurde der 2. Finger mit einem von der Brust gestielten Hautlappen zirkulär umkleidet. — e Nach 14 Tagen wird der gestielte Lappen abgetrennt, und die breitflächigen Dermiswunden an der Streckseite des Zeigefingers werden mit einem freien Dermatomlappen gedeckt. Der Finger ist durchblutet. Nach weiteren 10 Tagen ist der Finger bis auf eine Nekrose gut durchblutet und somit der Erhaltungsversuch — zumindest teilweise — gelungen. Sekundär wurden das nekrotische Endglied und Teile des Mittelgliedes amputiert, während das Grund- und Anteile des Mittelgliedes aber durch das aufgezeigte Verfahren erhalten werden konnten. — f Diese Abbildung zeigt die Hand 3 Monate nach der Verletzung. Die Teile des erhaltenen Zeigefingers sind ausreichend durchblutet. — g Diesen erhaltenen Zeigefingerstumpf haben wir in einer 2. Operation als Daumenersatz nach HILGENFELDT auf den 1. Mittelhandknochen verpflanzt. Beim 1. Verbandwechsel nach 14 Tagen: Der aus dem Zeigefinger bestehende Daumen ist gut durchblutet, die Hautplastiken sind eingeheilt. — h und i Zustand der Hand 1 Jahr nach der Verletzung: Der Daumen — aus dem erhaltenen Zeigefingerstumpf gebildet — ist gut durchblutet und zeigt, da beide Nerven primär erhalten waren, funktionell ausreichendes Hautgefühl. Die Greifform zwischen dem neugebildeten Daumen und der Kuppe des Mittelfingers ist vollständig und kräftig möglich

32 Wiederherstellung bei Greifstörungen an schwerverletzten Händen

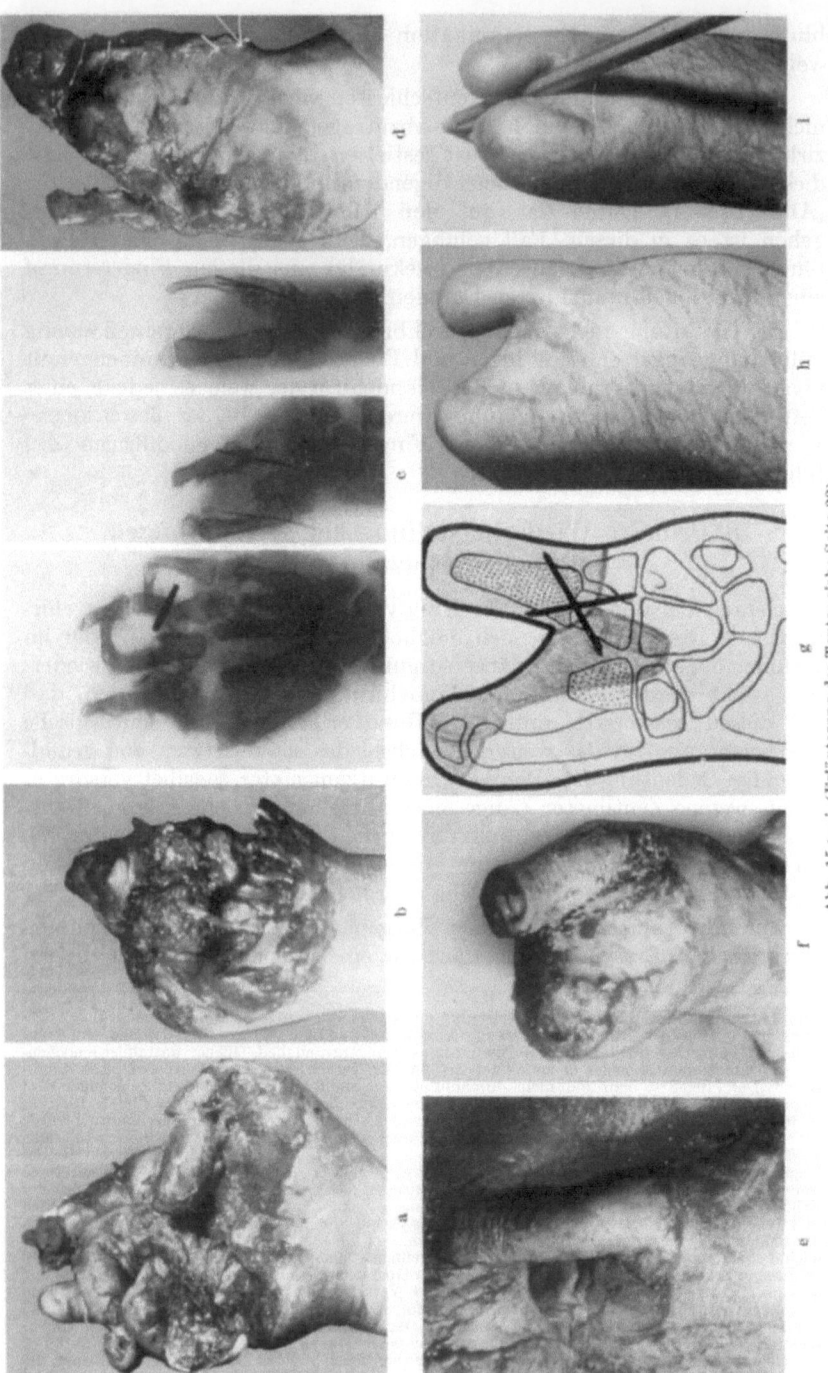

Abb. 15 a—l. (Erläuterung des Textes siehe Seite 33)

Fall ist es gelungen, durch eine primäre sensible Ersatzoperation (Verpflanzung eines neurovasculären Lappens), Verpflanzung des 2. auf den 3. Mittelhandknochen, Bildung einer Spalthand, in Verbindung mit zwei freien und einer gestielten Hautlappenplastik die sichere Amputation der Hand zu verhindern und eine sekundäre Spitzgriffbildung zwischen dem phalangisierten und an der Kuppe resensibilisierten Daumenrest und dem 2. Mittelhandknochen (aufgepflanzt auf den 3. Mittelhandknochen) wiederherzustellen. Mit dieser planmäßig rekonstruierten Greifform kann der Verletzte beispielsweise kleine Gegenstände aufnehmen und schreiben (Abb. 15 a—i).

Durch die Forderung der einzeitigen (nach ISELIN „act global") und endgültigen chirurgischen Versorgung einer schweren Handverletzung werden eine Reihe von ärztlich-organisatorischen Problemen aufgeworfen.

Vom erstbehandelnden Chirurgen müssen Kenntnisse der anatomischen Einzelheiten der Hand, Kenntnisse des physiologischen Bewegungsablaufes des Greifaktes, Kenntnisse *aller* operativ-technischer Möglichkeiten der Handchirurgie und *E*rkenntnisse über die tatsächliche Leistungsfähigkeit dieser Methoden, Übung und technisches Geschick in der Versorgung dieser Handverletzungen, ausreichende Zeit und persönliches Interesse vorausgesetzt werden, sollen tatsächlich die letzten — nach dem derzeitigen Stand der Wissenschaft möglichen — Leistungen und Ergebnisse erzielt bzw. erreicht werden.

Es muß eine Frage persönlicher Verantwortung und Ermessens jedes einzelnen Chirurgen bleiben, zu entscheiden, welche Handverletzten er selbst versorgt bzw. an einen in der Handchirurgie besonders erfahrenen Kollegen überweist. Die Möglichkeit dazu besteht immer, denn die in der Oststadtklinik und an anderen Orten gesammelten Erfahrungen mit der aufgeschobenen Erstversorgung beweisen, daß die strikte Einhaltung der von FRIEDRICH geforderten 6—8-Std.-Grenze einem Transport in eine andere Klinik nicht mehr hinderlich im Wege steht.

Abb. 15 a und b. Schwerste Handverletzung mit zirkulärer Abtrennung in Höhe der Mittelhandknochen. — c Röntgenbild: Die *obere* Reihe zeigt den Ausgangsbefund. Schwerste Zertrümmerung der Hand. Die *untere* Reihe Zustand der Hand nach der chirurgischen Erstversorgung: Der 2. Mittelhandknochen ist auf den 3. Mittelhandknochen aufgestockt und mit zwei Kirschnerdrähten fixiert. — d und e Ein neurovasculärer Lappen wird aus der noch durchbluteten Kuppe des 3. Fingers gebildet und auf den Stumpf des 1. Mittelhandknochens verpflanzt. Um eine Greifform wiederherzustellen, wird der 2. Mittelhandknochen auf den 3. verpflanzt und gleichzeitig eine primäre Spalthand gebildet. Die Abbildung zeigt den Zustand der Hand nach Aufstockung des 2. auf den 3. Mittelhandknochen. Die Wunden am Daumen sind mit freien Hautplastiken verschlossen. Der neurovasculäre Lappen ist eingenäht. Mit einem Rundstiellappen — vom gegenseitigen Unterarm gebildet — wird der geplante Gegenfinger (der durch den 2. Mittelhandknochen funktionell verlängerte 2. Mittelhandknochen) für den 1. Mittelhandstumpf umkleidet. — f Lappenabtragung nach 3 Wochen. Der Rundstiellappen am 3. Mittelhandknochen ist gut durchblutet und eingeheilt. Auch die zur Deckung der operativ vertieften Zwischenfingerfalte verwendeten Dermatomlappen sind reaktionslos. — g Schema der Operation: Der 2. Mittelhandknochen ist auf den 3. aufgestockt, mit zwei Kirschnerdrähten fixiert und mit einem Rundstiellappen umkleidet. Primäre Spalthandbildung mit plastischer Deckung des Hautdefektes in der 1. Zwischenfingerfalte mit einer freien Hautplastik. Die Kuppe des Daumenstumpfes ist mit einem neurovasculären Lappen — von erhaltenen Anteilen des Mittelfingers entnommen — resensibilisiert. — h und i Nach 4 Monaten ist eine Greifform zwischen Daumenstumpf und phalangisiertem, aufgestocktem und mit gestielter Lappenplastik umkleidetem 3. Mittelhandknochen möglich. Der Verletzte kann mit diesem Handrest wieder schreiben. Dieses Beispiel zeigt, daß es durch den Einsatz aller operativen Möglichkeiten in der Handchirurgie heute gelingt, eine noch vor kurzer Zeit sichere Amputation zu vermeiden und solchen schwergeschädigten Händen eine funktionell brauchbare Greifform zu erhalten

9. Zusammenfassung

In vorliegender Arbeit wird dargestellt, daß die chirurgische Erstversorgung schwerer Handverletzungen im Rahmen der aufgeschobenen Dringlichkeit in einer operativen Sitzung (*einzeitig*) durchgeführt und alle wiederherstellenden und rekonstruktiven Eingriffe nicht sekundär (zweizeitig), sondern schon bei der ersten chirurgischen Versorgung zur Ausführung gelangen sollen. Die Gründe, die für dieses Vorgehen (act global nach ISELIN) sprechen, werden ausführlich dargestellt. Die derzeitigen Grenzen und Möglichkeiten bei der chirurgischen Erstversorgung multipler und schwerer Handverletzungen werden aufgezeigt.

Diese sind:

1. Primärer plastisch-sensibler Kuppenersatz bei Weichteildefekten an der Fingerspitze.

2. Umscheidung von Nervennähten mit dem Mikrofilter Millipore.

3. Die primäre Beugesehnenplastik mit der oberflächlichen Beugesehne des verletzten Fingers als Sehnentransplantat.

4. Die freie Verpflanzung von Zehengelenken und primärer Gelenkaustausch.

5. Die planmäßige Rekonstruktion einer Greifform (durch die Kombination aller operativ-technischer Möglichkeiten) bei schweren Handverletzungen, um die sichere Amputation der Hand zu vermeiden.

6. *Primär*-plastischer Daumenersatz nach der Methode von HILGENFELDT.

7. Die derzeitigen Möglichkeiten zur Erhaltung eines nicht mehr durchbluteten Fingers bzw. die Wiedereinpflanzung eines vollständig abgetrennten Fingers oder Fingeranteiles.

Literatur

AKESON, W. H.: An experimental study of joint stiffness. J. Bone Jt Surg. **43-A**, 1022—34 (1961).
ARBEITLANGE, E., und E. SCHIMA: Behandlung traumatischer Fingerkuppendefekte. Chir. Praxis **6**, 143—146 (1962).
ASHLEY, F. L., R. S. STONE, M. ALONSO-ARTIEDA, J. M. SYVERUD, J. W. EDWARDS, R. F. SLOAN, S. A. MOONEY: Experimental and Clinical Studies on the Application of Monomolecular Cellulose Filter Tubes to Create Artificial Tendon Sheaths in Digits. Plast. reconstr. Surg. **23**, 526—534 (1959).
ASHLEY, F. L., R. S. STONE, J. W. EDWARDS, R. F. SLOAN: Further Studies on the Application of Monomolecular Cellulose Filter Tubes to Create Artificial Tendon Sheaths in the Hand and Wrist. West. J. Surg. **68**, 156—161 (1960).
ASHLEY, F. L., T. POLAK, R. S. STONE, L. MARMOR: An Evaluation of the Healing Process in Avian and Mammalian Digital-Flexor Tendon Following the Application of an Artificial Tendon Sheath (Silastic). In Proceedings of the American Society for Surgery of the Hand. J. Bone Jt Surg. **44-A**, 1038 (1962).
BIESALSKI, K., und L. MAYER: Die physiologische Sehnenverpflanzung. Berlin: Springer 1916.
BÖHLER, J.: Lähmung der Binnenmuskeln der Hand, Ersatzoperationen mit Superficialisverlagerung und Opponensplastik. Langenbecks Arch. klin. Chir. **299**, 140—142 (1961).
BÖHLER, J.: Weitere Erfahrungen mit der Mikrofilterumscheidung von Nervennähten und homoioplastischen Nerventransplantaten. Langenbecks Arch. klin. Chir. **304**, 944—950 (1963).
BÖHLER, J., und R. STRELI: Freie Sehnentransplantation. Wien. Med. Wschr. **108**, 537 (1958).
BÖHLER, L.: Technik der Knochenbruchheilung im Frieden und Krieg. Wien: Maudrich 1951.
BOWDEN, R. E. M., und J. R. NAPIER: The assessment of the hand function after peripheral nerve injuries. J. Bone Jt Surg. **43-B**, 481—492 (1961).
BRAND, P. W.: Paralytic claw hand. J. Bone Jt Surg. **40-A**, 618—632 (1958).
BRAND, P. W.: Die chirurgische Wiederherstellung von Lepra-Patienten. Triangel (De.) **IV**, Nr. 2, 53—59 (1963).
BSTEH, O.: Chirurg **26**, 460—471 (1955).
BÜRKLE DE LA CAMP, H.: Die Untersuchungsbefunde von zwei homoioplastisch verpflanzten Kniegelenken. — Dtsch. Zschr. Chir. **203** (1927). — Zur Handchirurgie. Bericht über die unfallmedizinische Tagung Düsseldorf 1955. — Landesverband Rheinland-Westfalen der gewerblichen Berufsgenossenschaften in Essen, 1956. — Neuzeitliche Fragen der operativen Handchirurgie. Langenbecks Arch. klin. Chir. **287** (1957) — Kongreßbericht.
BUNNELL, ST.: Calif. St. J. Med. **19**, 204 (1921): Tendon Surgery of the Hand. The second Annual Fred. H. Albee Lecture on Rehabilitation 1953. — J. Bone Jt Surg. **33-A**, 807 (1951).
BUNNELL, ST.: Industr. Med. Surg. **22**, 251 (1953). Die Chirurgie der Hand. Wien: Maudrich 1958.
BUNNELL, ST.: J. Bone Jt Surg. **36-A**, 850 (1954).
BURMANN, M. S.: Vitallium cap arthroplasty of metacarpophalangeal and interphalangeal joints of fingers. Bull. Hosp. Jt Dis. (N.Y.) **1**, 79—89 (1940).
DICK, W.: Sehnenverletzungen der Hand. Vortrag bei der Unfallmed. Tagung Düsseldorf 1955. Düsseldorf: Vereinigte Verlagsanstalten 1955.

DICK, W.: Diagnose der Fingersehnenverletzungen. Chir. Praxis, **1957**, 79—88.
ENDER, J.: Chirurgie der Handverletzungen. Wien: Springer 1956.
ENTIN, M. A., J. R. ALGER, R. M. BAIRD: Experimental and Clinical Transplantation of Autogenous Whole Joints. J. Bone Jt Surg. **44-A**, 1518—1536 (1962).
FICK, R.: Handbuch der Anatomie und Mechanik der Gelenke. Jena 1904.
FLATT, A. E.: Restoration of rheumatoid finger-joint function. Interim report on trial of prosthetic replacement. J. Bone Jt Surg. **43-A**, 753—774 (1961).
FREILINGER, G., G. SALEM, J. RIEDLINGER: Spätergebnisse nach Transfixation durchtrennter Sehnen im Niemandsland. Zbl. Chir. **88**, 665—669 (1963).
GILLIES, H., und D. R. MICCARD: The Principles and Art of Plastic Surgery, Vol. II, p. 492—497. London: Butterworth & Co., 1957.
GRAHAM, W. C.: Transplantation of joints to replace diseased or damaged articulations in the hands. Amer. Surg. **88**, 136—144 (1954).
HARRISON, S. H.: Brit. J. plast. Surg. **11**, 106—110 (1958).
HERZOG, K. H.: Zur Arthrodese der Fingermittelgelenke. Chirurg **31**, 499—500 (1960).
HILGENFELDT, O.: Operativer Daumenersatz und Beseitigung von Greifstörungen bei Fingerverlusten. Stuttgart: Ferdinand Enke 1950.
HILGENFELDT, O.: Über den idealen Handrest. Vortrag bei der Unfallmed. Tagung, Düsseldorf 1955. Düsseldorf: Vereinigte Verlagsanstalten 1955.
ISELIN, M.: Wiederherstellungschirurgie und Traumatologie. Basel—New York: S. Karger 1954.
ISELIN, M.: Langenbecks Arch. klin. Chir. **287**, 533 (1957).
ISELIN, M.: Chirurgie der Hand. Stuttgart: Georg Thieme 1959.
ISELIN, M., und G. LAFAURY: Dégénérescence et réparation des tendons fléchisseurs sectionnés chez l'homme. Wiederherstellungschirurgie und Traumatologie, Vol. II. Basel—New York: S. Karger 1954.
JAMES, J. I. P.: Flexor Tendon Injuries of the Wrist and Hand. Wiederherstellungschirurgie und Traumatologie, Vol. II. Basel—New-York: S. Karger 1954.
McKEEVER, D. C.: The use of cellophane as an interposition membrane in synovectomy. J. Bone Jt Surg. **25**, 575—580 (1943).
KELLY JUN., A. P.: Primary Tendon Repair. J. Bone Jt Surg. **41 A**, 581—607 (1959).
KILBOURNE, B. C., and E. G. PAUL: Do's and Dont's in the treatment of Hand-Iniuries. Surg. Clin. N. Amer. **38**, 139—154 (1958).
KLEINERT, H. E., M. L. KADSAN, J. L. ROMERO: Small blood-vessel anastomosis for salvage of severely injured upper extremity. J. Bone Jt Surg. **45-A**, 4, 789 bis 796 (1963).
KOECHLIN, C.: Indikation und Technik der Fingerarthrodesen. Helv. chir. Acta **30**, 105—106 (1963).
KRÖMER, K.: Die verletzte Hand. Wien: Maudrich 1945.
KREUZ, L.: Spalthandbildung, Methode nach L. KREUZ. Chirurg **1944**, 1170.
KYLE, J. B., and A. L. EYRE: Brook: Brit. J. Surg. **41**, 502 (1959).
LANGE, M.: Kritische Stellungnahme zur Behandlung der Beugesehnenverletzungen der Finger. Wiederherstellungschirurgie und Traumatologie, Vol. II. Basel—New York: S. Karger 1954.
LANGE, M.: Die Bedeutung der orthopädischen Ersatzoperationen für die Behandlung der irreparablen Nervenlähmungen. Med. Klin. **57**, 627—634 (1962).
LEEMAN, R. A., und A. M. FEHR: Katastrophale Folgen falscher Ruhigstellung der Finger. Z. Unfallmed. Berufskr. **55**, 56—69 (1962).
LITTLER, J. W.: Neurovascular Pedicle Transfer of Tissue in Reconstructive Surgery of Hand. J. Bone Jt Surg. **38-A** (1956).
LITTLER, J. W.: Neurovascular Skin island transfer in reconstructive hand surgery. J. Bone Jt Surg. **37-A**, 299—305 (1955) und Trans. Intern. Soc. Plast. Surg., 2. Congr., London **1959**, 175—179.
LORTHIOIR, J.: La greffe immédiate dans la section des tendons fléchisseurs. Acta chir. belg. **56**, 386—390 (1957).
LORTHIOIR, J., EVRARD und V. ELST: Acta orthop. belg. supplementum T. III (1958).
MAURER, G.: Ergebnisse nach Nervennähten. Langenbecks Arch. klin. Chir. **299**, 171—176 (1961).

MITTELMEIER, H.: Experimentelle Untersuchungen zur Pathologie und Verhütung der posttraumatischen Sehnenverwachsung. H. Unfallheilk. **73**. Berlin—Göttingen—Heidelberg: Springer 1963.
MOBERG, E.: Akute Handchirurgie. Köln-Lindenthal: Josef Schumpe 1953.
MOBERG, E.: Wiederherstellungschirurgie und Traumatologie, 1—27. Basel—New York: S. Karger 1954.
MOBERG, E.: Behandlung frischer und veralteter Beugesehnenverletzungen in der Hand. Wiederherstellungschirurgie und Traumatologie. Vol. II. Basel—New York: S. Karger 1954.
MOBERG, E.: Transfer of sensation. J. Bone Jt Surg. **37-A**, 299—305 (1955).
MOBERG, E.: Objectiv Methods for Determining Functional Value of Sensibility in the Hand. J. Bone Jt Surg. **40-B** (1958).
MOBERG, E.: Evaluation of sensibility in the hand. Surg. Clin. N. Amer. **40**, 357 (1960).
MOBERG, E.: Fractures and ligamentous injuries of the thumb and fingers. Surg. Clin. N. Amer. **40**, 297—309 (1960).
MOBERG, E.: Arthrodesis of finger joints. Surg. Clin. N. Amer. **40**, 465 (1960).
MOBERG, E.: Criticism and study of methods for examining sensibility in the hand. Neurology (Minneap.) **12**, 8—19 (1962).
MOBERG, E., und B. HENDRIKSON: Technic for digital arthrodesis. A study of 150 cases. Acta chir. scand. **18**, 331—338 (1960).
NEUMANN, H.: Zur Verletzung des Fingerendgliedes und dessen biologische Schienung durch die Nagelplastik. Mschr. Unfallheilk. **66**, 398—403 (1963).
NIGST, H.: Ergebnisse der Sehnenplastiken der Hand. Langenbecks Arch. klin. Chir. **299**, 122—125 (1961).
PIEPER, W.: Fingererhaltung durch operative Versteifung in Funktionsstellung. Langenbecks Arch. klin. Chir. **299**, 126—130 (1961).
POTENZA, A. D.: Tendon Healing Within the Flexor Digital Sheath in the Dog. An Experimental Study. J. Bone Jt Surg. **44-A**, 49—64 (1962).
POTENZA, A. D.: Effect of Associated Trauma on Healing of Divided Tendons. J. Trauma **2**, 175—184 (1962).
POTENZA, A. D.: Critical Evaluation of Flexor Tendon Healing and Adhaesion Formation Within Artificial Digital Sheaths. J. Bone Jt Surg. **45-A**, 1217—1233 (1963).
RECHT, P.: Das Nagelproblem bei Fingerwunden. VII. Kongr. der Dtsch. Ges. Ästhet. Med. u. ihre Grenzgebiete, Krefeld 1962.
SCHAAF, F.: Tubulisation von Nervennähten. Langenbecks Arch. klin. Chir. **301**, 905—909 (1962).
SCHARIZER, E.: Die Versorgung von Defektwunden mit Vollhautlappen. Z. Orthop. **90**, 79—87 (1958).
SCHARIZER, E.: Die Bedeutung der aufgeschobenen Erstversorgung in der Organisation der Unfallchirurgie. Mschr. Unfallheilk. **65**, 298—307 (1962).
SCHARIZER, E.: Ergebnisse nach 131 operativen Eingriffen an den Beugesehnen der Hand. 12. Tagung der Vereinigung Süddeutscher Orthopäden, 29. 4. 63 in Baden-Baden.
SCHINK, W.: Die Versorgung der verletzten Handsehnen. Chirurg **27**, 469—473 (1956).
SCHINK, W.: Handchirurgischer Ratgeber. Berlin—Göttingen—Heidelberg: Springer 1960.
SCHINK, W.: Behandlung der kombinierten Medianus- und Ulnarislähmung. Langenbecks Arch. klin. Chir. **299**, 748—767 (1962).
SCHINK, W., u. a.: Experimentelle Untersuchungen über die Einheilung von konservierten Nerventransplantaten mit Millipore-Umscheidung. Langenbecks Arch. klin. Chir. **304**, 36—38 (1963).
SCHÖNBERGER, A.: Handchirurgische Rehabilitation aus der Sicht einer berufsgenossenschaftl. Verwaltung. Med. Sachverständige **56**, 265—270 (1960).
STRANDELL, G.: Total rupture of the ulnar collateral ligament of the metacarpophalangeal joint of the thumb. Acta chir. scand. **118**, 72—80 (1959).
STRELI, R.: Komplikationen und Gefahren bei der freien Beugesehnenplastik. Vortrag in Tübingen 1958.

STRELI, R.: Technik der freien Beugesehnentransplantation an der Hand. Vortrag in Tübingen 1958.
STRELI, R.: H. Unfallheilk. **60**, 121—131 (1959).
TITZE, A.: Die Dringlichkeit mit aufgeschobener Operation. Chir. Praxis **6**, 351—358 (1962).
VAN T. HOF: J. Bone Jt Surg. **40-A**, 256—262 (1958).
VERDAN, CL., und J. MICHON: Le traitement des plaies des tendons fléchisseurs des doigts. Rev. Chir. orthop. **47**, 3 (1961).
WITT, A. M.: Sehnenverletzungen und Sehnen-Muskeltransplantationen. München: J. F. Bergmann 1953.
ZANCOLLI, F. A.: Claw hand paralysis of the intrinsic muscles. J. Bone Jt Surg. **39-A**, 1079—1080 (1957).
ZRUBECKY, G.: Die planmäßige Versorgung schwerer Handverletzungen. Chirurg **27**, 350—355 (1956).
ZRUBECKY, G.: Operative Behandlung und plastischer Ersatz von versteiften Mittelgelenken. Chir. Praxis **1**, 69—76 (1960).
ZRUBECKY, G.: Die Hand, das Tastorgan des Menschen. Stuttgart: Ferdinand Enke 1960.
ZRUBECKY, G., und E. SCHARIZER: Bandverletzungen der Finger. Z. Orthop. **96**, 46—70 (1962).

MIX
Papier aus verantwortungsvollen Quellen
Paper from responsible sources
FSC® C105338

If you have any concerns about our products,
you can contact us on
ProductSafety@springernature.com

In case Publisher is established outside the EU,
the EU authorized representative is:
**Springer Nature Customer Service Center GmbH
Europaplatz 3, 69115 Heidelberg, Germany**

Printed by Libri Plureos GmbH
in Hamburg, Germany